おくすり
味噌汁114

大友育美

はじめに

「食べ物にはすべて薬効がある」という
考え方を知っていますか？
いつもの食材も体への作用を
うまく組み合わせれば、まるで薬のように
心身のいろいろな不調を改善できるのです。

その効果を取り入れやすいのが味噌汁。
ベースとなるだしと味噌には体を温め、
体調の底上げをする作用があります。
さらに食材を煮出した汁ごと食べることで、
その栄養をもっとも効率よく
体に取り入れることができます。

本書では味噌汁を効能別にご紹介します。
気になる症状から選んでも、
食べたいものを選んでも構いません。
毎日「おくすり」のような味噌汁を食べて
体の中にたまった不要なものを外に出し、
エネルギーを全身に巡らせて、
ゆっくり元気ときれいを手に入れましょう。

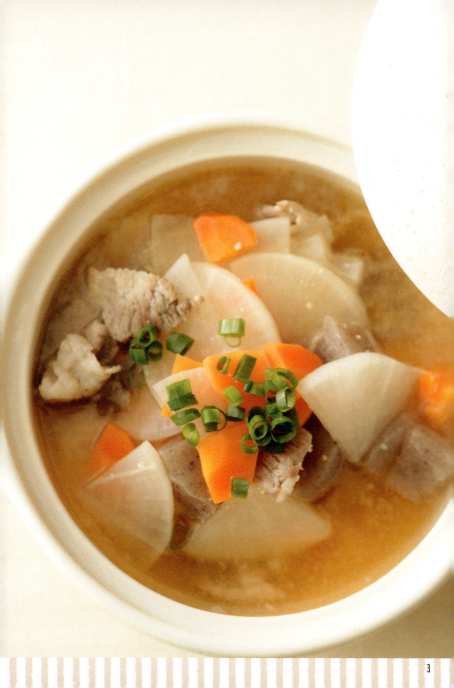

〈 もくじ 〉

2　はじめに

6　だしのこと
8　味噌のこと
10　おくすり食材紹介

第1章 体を温める

14　長ねぎ
15　にんじんみぞれ
16　玉ねぎチーズ
17　じゃがいもとパセリ
18　納豆となめこ
19　ささみとしょうが
20　にんにくと卵
21　キムチ
22　かぶとえび
23　ぶり
24　鶏肉と香菜

第2章 エネルギーを補う

26　目玉焼き
27　焼きキャベツ
28　牛肉とわけぎ
29　じゃがいもとひき肉
30　さつまいも
31　スナップエンドウとかき玉
32　つぶしブロッコリー
33　カリフラワーとアーモンド
34　アボカドとパプリカ
35　かぼちゃの豆乳カレー
36　ほうれん草
37　グリンピースとにんじん
38　味噌汁の話❶ もっと美味しい味噌汁を作るために

第3章 巡りをよくする

40　にら
41　しめじとえのきだけ
42　チンゲンサイ
43　さば缶と長ねぎ
44　なす
45　シーフードミックス
46　おろしれんこん
47　セロリとソーセージ
48　玉ねぎ
49　ししとう
50　たらと絹さや

第4章 デトックス

52　わかめとしょうが
53　もずくと絹豆腐
54　小松菜
55　パプリカ
56　ひきわり納豆と大葉
57　ピーマン
58　さといもと明太子
59　まいたけ
60　コーンクリーム
61　セロリとミックスビーンズ
62　しいたけと大豆
63　とうもろこしときゅうり
64　味噌汁の話❷ 味噌の美味しい保存方法

第5章 消化を助ける

66　キャベツ
67　かぶ
68　しゃぶしゃぶ餅
69　さといも

- 70 大根
- 71 味噌おじや
- 72 とろみじゃがいも
- 73 白菜と春雨
- 74 焼き大根と鮭
- 75 じゃがいもとクリームチーズ
- 76 鶏団子

第6章 体をうるおす

- 78 トマトとしょうが
- 79 アスパラガス
- 80 豆乳しゃぶしゃぶ
- 81 ざっくり卵焼きと香菜
- 82 焼き梅干しとめかぶ
- 83 長いもとおくら
- 84 エリンギ
- 85 ズッキーニとじゃこ
- 86 ミニトマト
- 87 モツァレラとバジル
- 88 れんこんとアンチョビ
- 89 豚汁
- 90 味噌汁の話❸ 意外な味噌の効能

第7章 熱を冷ます

- 92 豆もやし
- 93 たけのこ
- 94 なすとトマト
- 95 つぶし冬瓜
- 96 そぼろ豆腐と高菜漬け
- 97 そばとのり
- 98 緑茶大根
- 99 レタスとわかめ
- 100 ひじきとにんじん
- 101 ささがきごぼう
- 102 きゅうりの冷や味噌汁

第8章 心に効く

- 104 あさりバター
- 105 白菜
- 106 しじみと三つ葉
- 107 そうめん
- 108 ひじき
- 109 クレソン
- 110 ほうれん草とヨーグルト
- 111 チンゲンサイとハム
- 112 オイスターとピーマン
- 113 ひっつみとにら
- 114 味噌汁の話❹ 味噌汁の歴史

お役立ちコラム 味噌玉

- 116 味噌玉の作り方
- 117 体を温める
- 118 エネルギーを補う
- 119 巡りをよくする
- 120 デトックス
- 121 消化を助ける
- 122 体をうるおす
- 123 熱を冷ます
- 124 心に効く

- 125 冷凍の小ワザ集

- 126 おわりに

［本書の使い方］
●1カップ＝200ml(200cc)、大さじ1＝15ml(15cc)、小さじ1＝5ml(5cc)です。
●電子レンジの加熱時間は600Wのものを使用した場合の目安です。ご使用の電子レンジのW数に合わせて、様子を見ながら加熱してください。
●作り方は、だしは取ってあるものとして考えます。
●レシピには目安となる分量や調理時間を表記しておりますが、様子を見ながら加減してください。
●「野菜を洗う」「皮をむく」「へたを取る」などの基本的な下ごしらえは省略しております。

だしのこと

味噌汁のベースとなるだしには、
旨みと栄養がぎゅっと詰まっています。
きちんとしただしを取るのは面倒だと思いがちですが、
実はそこまで時間も手間もかけずに作れるものも。
この本では、簡単に取れる3種類のだしをご紹介します。
味噌汁によっておすすめはありますが、
どのだしでも美味しく作れますので、
お好みで使い分けてみてください。

おすすめのだしはレシピ名の下にあるアイコンでご確認ください。

 昆布だし　　 ベジだし　　 かつおだし

入れておくだけ昆布だし

水に昆布を入れておくだけで完成。手間をかけずに、
時間が上品な味わいの美味しいだしにしてくれます。

材料と作り方〈5〜6杯分〉
保存容器に水1ℓと昆布10gを入れ、
冷蔵庫で一晩おく。
※昆布が多すぎるとぬめりが強くなり、味噌が溶けにくくなるので注意。

保存期間の目安
冷蔵で約4日／冷凍で約1か月

合う味噌汁
梅干しなどすっきりした味わいのもの。肉や魚などの動物性の具材のものと合わせると、旨みが増します。

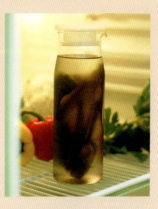

余り野菜でできるベジだし

普段捨ててしまう野菜くずを上手に活用。
煮出すと野菜の甘みと旨みが感じられる栄養たっぷりのだしに。

材料と作り方〈4〜6杯分〉
玉ねぎやにんじんの皮、キャベツの芯などを1カップ分集め、鍋に入れる。水1ℓを加えて火にかけ、沸騰したら火を弱めて20分煮出し、こす。

保存期間の目安
冷蔵で約4日／冷凍で約1か月

合う味噌汁
チーズ、アンチョビ、缶詰など旨みが強い食材を使ったもの。具材を油で炒めてコクを出したものにもおすすめ。

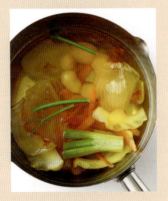

食べられるかつおだし

煮出して、こして……というプロセスを省いたお手軽だし。
だしのもとになるかつおぶしも具材として食べます。

材料と作り方〈1杯分〉
鍋にかつおぶし3gと水150〜200mlを入れて火にかけ、具材と一緒に煮る。
※作り置きはせずに、その都度作るだし。1杯分の分量なので、作る人数分に合わせて増やして。

合う味噌汁
動物性のイノシン酸の濃厚な旨みが特徴なので、豆腐など淡泊な味の食材や、野菜と合わせましょう。

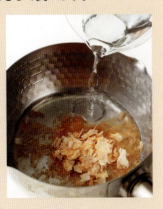

味噌のこと

味噌には抗酸化作用があり、体を温めてくれる効果があります。
麹、味、色によって分類されているので、
好みのものを見つけてください。
この本では代表的な5種類の味噌を使用しています。

おすすめの味噌はレシピ名の下にあるアイコンでご確認ください。

- 赤 米味噌〈赤〉
- 白 米味噌〈白〉
- 合わせ 合わせ味噌
- 麦 麦味噌
- 八丁 八丁味噌

赤 米味噌〈赤〉

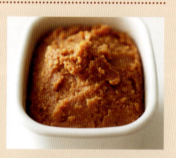

米麹で作る味噌。熟成期間が長いものは色が濃く、辛口で旨みが濃厚。多くの地方で使われている種類で、豆腐やわかめ、葉物野菜など淡泊な味わいのものにもよく合います。

白 米味噌〈白〉

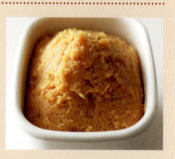

米麹で作る味噌の中でも熟成期間が短く、白っぽいもの。麹を多く使っていて、甘みが強く、上品な色の味噌汁に仕上げたいときにおすすめです。西日本でよく使われています。

合わせ味噌

2種類以上の味噌を合わせて使うとコクが増します。この本では米味噌の赤と白を1対1で混ぜ合わせたものを使用しています。どんな具材にもよく合う万能タイプの味噌です。

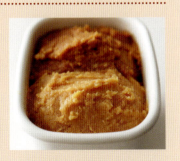

麦味噌

九州地方や四国に多い麦麹で作る味噌。甘みは強いのですが、あっさりとしており、味噌汁にするとさらりとした飲み口に。甘みのある野菜と組み合わせるのがおすすめです。

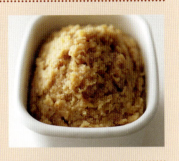

八丁味噌

大豆に種麹と塩を加えて作られる味噌。色が非常に濃く、香りが強く、かすかな渋味が感じられます。個性のある味わいで貝や魚など主張の強い具材と合わせることも多いです。

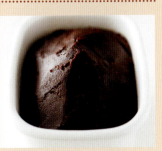

おくすり食材紹介

この本では味噌汁を食材の効能によって
8つのタイプに分類し、章ごとに掲載しています。
ここでは、その8つのタイプを代表的な食材とともにご紹介。
ぜひ自分の体調に合わせて、
毎日の食事に取り入れてみてください。
味噌汁はもちろん、主菜や副菜に使うのもおすすめです。

1 体を温める

しょうが、にんにくをはじめ、にら、えび、唐辛子やシナモンなどのスパイスも。様々な不調のもとである『冷え』を改善します。

🍵 こんなときに
冷え／疲れやすい／風邪／腹痛／
寒気／むくみ　など

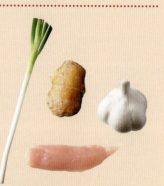

2 エネルギーを補う

牛肉や鶏肉、じゃがいもやさつまいもなど、肉やいもが代表的。その他、ほうれん草や卵なども。元気がないときに体力の底上げをしてくれます。

🍵 こんなときに
疲れやすい／風邪をひきやすい／
気力がない　など

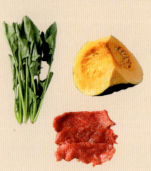

3 巡りをよくする

いか、たこなどの栄養を補う食材と、にら、たらなどの流れをよくする食材があります。血行不良にともなう不調におすすめです。

こんなときに
貧血／肩こり／腰痛／筋肉痛／
生理痛／頭痛　など

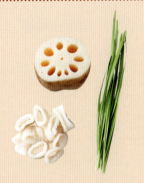

4 デトックス

まいたけ、さといも、昆布、わかめ、セロリ、パプリカなど。体内にたまっている毒素や余分な水分を排出してくれる作用があります。

こんなときに
むくみ／関節痛／消化不良／
便秘／二日酔い　など

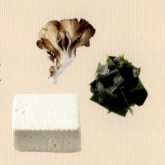

5 消化を助ける

キャベツ、大根、にんじん、とうもろこし、米、餅など、主に穀物や根菜。胃腸の機能を高め、消化吸収の働きを助けてくれます。

こんなときに
胃もたれ／胃痛／胸やけ／
食欲不振　など

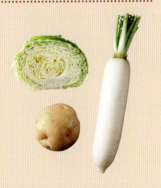

6 体をうるおす

トマト、アスパラガス、れんこん、豚肉、鶏肉など。体内をうるおし、水分不足が引き起こす症状を改善します。免疫力アップにも。

🌶 **こんなときに**
乾燥肌／ドライアイ／免疫力低下／
乾いたせき　など

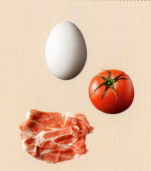

---

7 熱を冷ます

なす、トマトをはじめとする夏野菜や、白菜、緑茶、豆腐など。体を冷やす作用のある食材でこもった熱を取り去り、炎症を鎮めます。

🌶 **こんなときに**
皮膚やのどの炎症／にきび／
ほてり／夏バテ　など

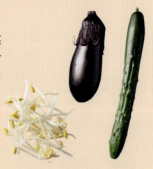

---

8 心に効く

あさり、牡蠣、セロリ、小麦を使ったそうめんやうどんなど。ストレスからくるイライラや不安をやわらげ、心を落ち着かせてくれます。

🌶 **こんなときに**
イライラ／不眠／不安／うつ／
目の不調　など

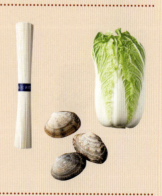

第1章

体を温める

温める力が不足している人や、血行が悪くて冷え気味の人に。体の中の冷えを取り除き、穏やかな作用で、全身に温かさを巡らせます。体の内側から、自分で温まる力を底上げしてくれる味噌汁です。

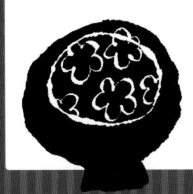

シンプルだけど飽きのこない定番の味
長ねぎ

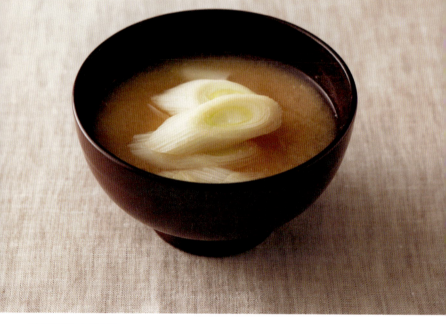

【豆知識】
長ねぎは風邪のひきはじめにおすすめ。寒気を感じたときや、節々が痛むときに食べましょう。

🍵 材料〈1人分〉

長ねぎ ≡ 1/3本
だし ≡ 150ml　味噌 ≡ 小さじ2

🍵 作り方
1 長ねぎは斜め切りにする。
2 鍋にだしと1を入れ、1〜2分煮る。
3 火を弱め、味噌を溶き入れ、椀に盛る。

にんじんの風味豊かな一品です
にんじんみぞれ

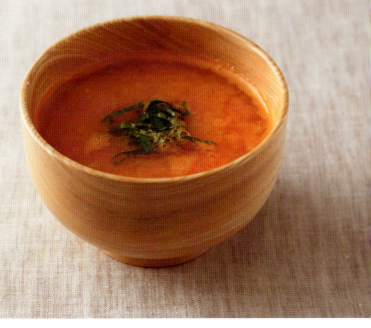

【豆知識】
にんじんは肌、髪、爪をつややかにする食材。大葉の作用で体が温まると、さらに効果が高まります。

🍲 材料〈1人分〉

にんじん ≡ 1/2本
大葉 ≡ 1枚
だし ≡ 150ml　味噌 ≡ 小さじ2

🍴 作り方

1 大葉はせん切りにする。
2 鍋ににんじんをおろし入れ、だしを加え、煮立てる。火を弱め、味噌を溶き入れる。
3 椀に盛り、大葉をのせる。

とろ〜りオニオングラタンスープ風
玉ねぎチーズ

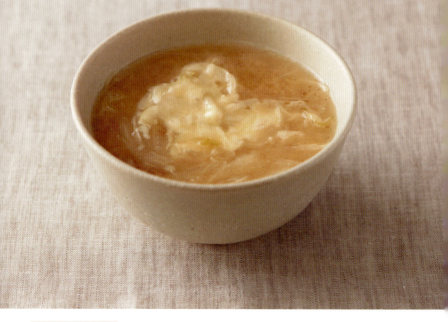

【豆知識】
玉ねぎは風邪の初期やむくみなどに。チーズをプラスすることで、乾いたせきを落ち着ける効果も。

材料（1人分）
玉ねぎ ≡ ¼個
ピザ用チーズ ≡ 大さじ1
サラダ油 ≡ 小さじ2
だし ≡ 150ml　味噌 ≡ 小さじ2

作り方
1 玉ねぎは薄切りにする。
2 鍋にサラダ油を熱し、1を入れ、ゆっくり炒める。だしを入れ、煮立ったら火を弱め、味噌を溶き入れる。
3 火を止め、ピザ用チーズを入れ、ふたをして溶かし、椀に盛る。

いつものじゃがいもとひと味違います
じゃがいもとパセリ

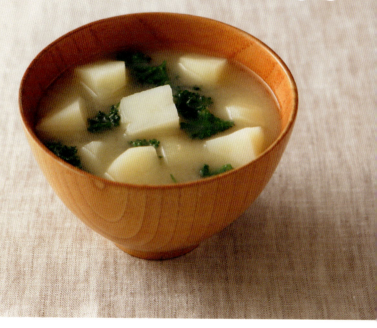

【 豆知識 】
パセリは発汗を促すほど温め効果大。じゃがいもがやる気をアップさせ、疲労回復に導きます。

🍲 材料〈1人分〉

じゃがいも ≡ ½個
パセリの葉 ≡ 1つかみ
だし ≡ 150ml　味噌 ≡ 小さじ2

🍲 作り方

1 じゃがいもは1㎝角の角切りにする。
　パセリはざく切りにする。
2 鍋にだしとじゃがいもを入れ、
　煮立ったらふたをして、5～6分煮る。
3 火を弱めてパセリを入れ、
　味噌を溶き入れ、椀に盛る。

とろみ食材同士で体がじんわり温まります
納豆となめこ

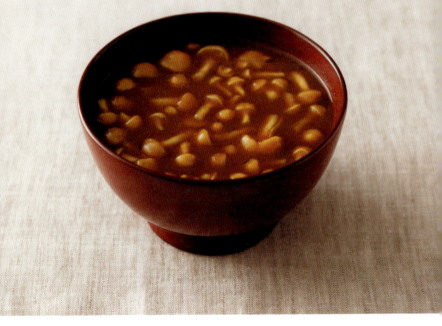

【豆知識】
納豆は血行不良を改善。冷え性の人におすすめです。クマやシミにもよく、肩こりにも効果的です。

🔴 材料〈1人分〉

納豆 ≡ 1パック
なめこ ≡ ½袋
だし ≡ 150ml　味噌 ≡ 小さじ2

🔴 作り方

1　鍋にだしと納豆を入れ、煮立てる。
2　火を弱めてなめこを入れ、
　　味噌を溶き入れ、椀に盛る。

煮出したしょうがの風味がアクセント
ささみとしょうが

 昆布 合わせ

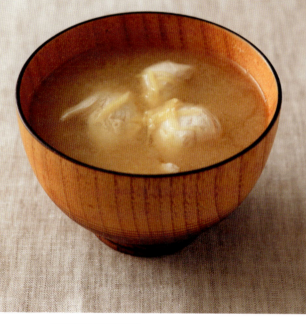

[豆知識]
体を温める作用が強いコンビです。特に胃腸の働きに効果あり。すぐに元気を出したいときに。

材料〈1人分〉
鶏ささみ ≡ 1本
しょうが ≡ 薄切り3枚
だし ≡ 150ml　味噌 ≡ 小さじ2

作り方
1. ささみはそぎ切りにする。しょうがはせん切りにする。
2. 鍋にだしと1を入れ、煮立ったら火を弱め、2分煮る。
3. 味噌を溶き入れ、椀に盛る。

食べたらすぐ体がポカポカに
にんにくと卵

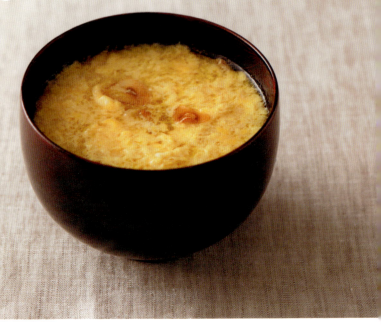

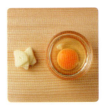

【豆知識】
にんにくは温め効果がとても強い食材。卵とオリーブオイルも入れて、寒気、せき、のどの風邪に。

● 材料〈1人分〉

にんにく ≡ 1かけ
卵 ≡ 1個
オリーブオイル ≡ 大さじ1
だし ≡ 150ml　味噌 ≡ 小さじ2

● 作り方

1　にんにくは薄切りにする。
2　鍋にオリーブオイルを熱し、1を炒める。
　　だしを入れ、煮立ったら火を弱め、味噌を溶き入れる。
3　溶き卵を回し入れ、火を止めてふたをして蒸らし、
　　椀に盛る。

炒めて複雑な旨みを十分に引き出して

キムチ

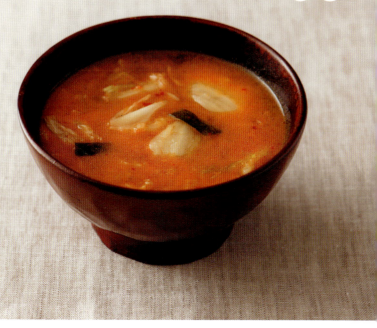

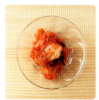

【豆知識】
発汗作用があり、吹き出物に効果あり。唐辛子の強い熱をごま油と白菜が適度に分散してくれます。

材料〈1人分〉

キムチ ≡ 大さじ3
ごま油 ≡ 小さじ2
だし ≡ 150ml　味噌 ≡ 小さじ2弱

作り方

1. 鍋にごま油を熱し、キムチをさっと炒める。
2. だしを入れ、煮立ったら火を弱め、味噌を溶き入れ、椀に盛る。

かぶの茎を残して、見た目よく、栄養もアップ
かぶとえび

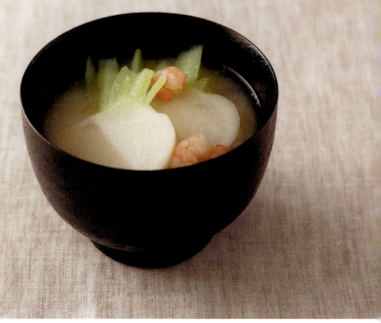

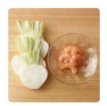

【 豆知識 】
「温×温」の組み合わせ。
えびは足腰の冷えを取り
気力を向上。かぶは吹き
出物とむくみ改善に。

材料〈1人分〉
かぶ ≡ 1個
むきえび ≡ 大さじ2
だし ≡ 150ml　味噌 ≡ 小さじ2

作り方
1 かぶは茎を少し残し、縦5㎜幅の薄切りにする。
　むきえびは洗う。
2 鍋にだしと1を入れ、煮立てる。
　火を弱め、味噌を溶き入れ、椀に盛る。

脂がのったぶりを使ったぜいたくな一椀

ぶり

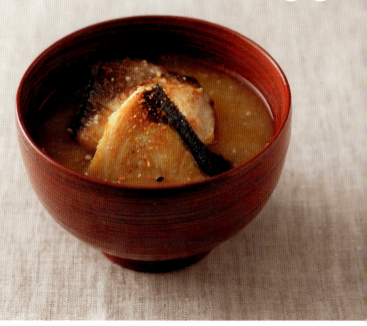

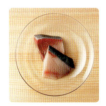

【豆知識】
ぶりは体を温め元気にする食材。唐辛子は湿気が原因の不調を取り去るので、梅雨時期にも。

材料〈1人分〉

ぶり ≡ 1切れ
サラダ油 ≡ 小さじ1
七味唐辛子 ≡ 適宜
だし ≡ 150ml　味噌 ≡ 小さじ2

作り方

1 フライパンにサラダ油を熱し、半分に切ったぶりを入れ、両面焼き色がつくまで焼く。
2 だしを入れ、煮立ったら火を弱め、味噌を溶き入れる。
3 椀に盛り、七味唐辛子をふる。

鶏肉をコトコト煮込んだ濃厚な美味しさ
鶏肉と香菜

 白

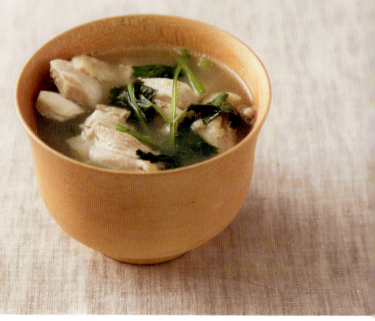

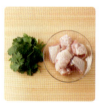

【豆知識】
香菜は体を温め、発汗を促進。体にこもった熱も除去。鶏肉と合わせて、体力を回復したいときに。

材料〈1人分〉
鶏もも肉 ≡ 80g
香菜 ≡ 適量
水 ≡ 200ml　味噌 ≡ 小さじ2

作り方
1. 鶏肉は食べやすく切る。香菜はざく切りにする。
2. 鍋に鶏肉と水を入れ、煮立ったらアクを取って火を弱め、ふたをして5分ほど煮る。
3. 味噌を溶き入れ、香菜をのせ、椀に盛る。

第2章

エネルギーを補う

エネルギーが不足していると、元気がなくなり、病気にかかりやすくなってしまいます。すぐに疲れて、休日も無気力状態に……。ハードワークの人こそ、エネルギーを補う味噌汁を積極的に取りましょう。

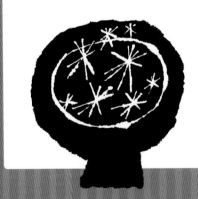

いつもの朝食を味噌汁に入れてみました
目玉焼き

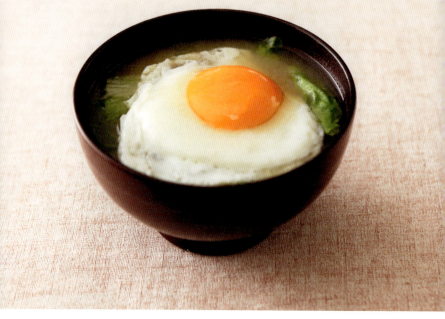

【豆知識】
卵は消化がよく、栄養が吸収されやすい食材。レタスは卵の効果を補い、貧血予防や美肌作りに。

🍲 材料〈1人分〉

レタス ≡ 1枚
卵 ≡ 1個
だし ≡ 150ml　味噌 ≡ 小さじ2

🍲 作り方

1 レタスはざく切りにする。卵は目玉焼きにする。
2 鍋にだしを入れ、煮立てる。
　レタスを入れて火を弱め、味噌を溶き入れる。
3 椀に盛り、目玉焼きをのせる。

香ばしく焼いてダイナミックに
焼きキャベツ

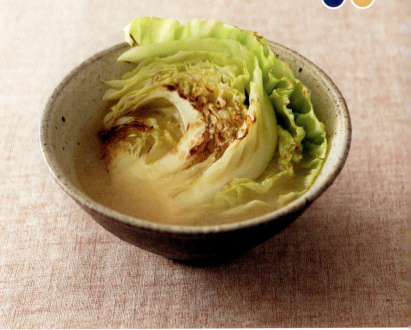

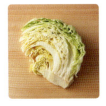

【豆知識】
キャベツは消化を促し体力を回復させ、胃もたれも緩和してくれます。胃が弱く、疲れやすい人に。

材料〈1人分〉
キャベツ ≡ 1/8個
サラダ油 ≡ 小さじ2
だし ≡ 150ml　味噌 ≡ 小さじ2

作り方
1 フライパンにサラダ油を熱し、キャベツを焼きつける。
2 だしを入れ、煮立ったら火を弱め、味噌を溶き入れ、椀に盛る。

牛肉ならではの旨みとコクが溶け出します

牛肉とわけぎ

八丁

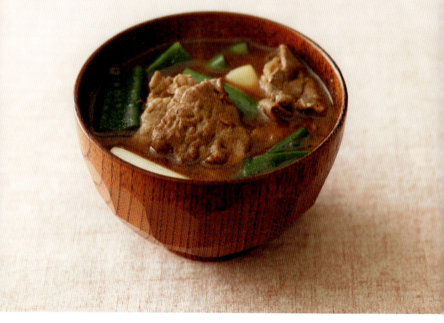

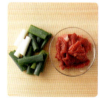

[豆知識]
疲労時は冷えやすくなるので、体を温める効果のある牛肉とわけぎを積極的にとりましょう。

🍴 **材料〈1人分〉**

牛切り落とし肉 ≡ 50g
わけぎ ≡ 1本
サラダ油 ≡ 小さじ2
水 ≡ 150ml　味噌 ≡ 小さじ2

🍴 **作り方**

1. わけぎは5㎝長さに切る。
2. 鍋にサラダ油を熱し、牛肉を入れ、色が変わるまで炒める。
3. 水を入れ、煮立てる。1を入れて火を弱め、味噌を溶き入れ、椀に盛る。

鶏のだしがしみたほっくりじゃがいもが美味

じゃがいもとひき肉

赤

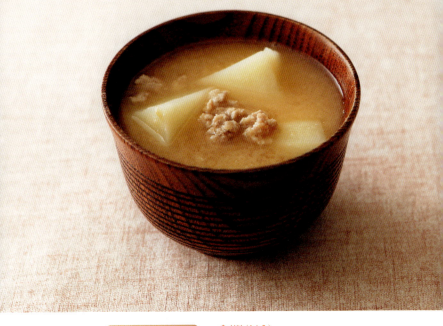

【 豆知識 】
じゃがいもも鶏肉も体を温め、元気にしてくれる食材。じゃがいもは便秘解消にも効果的です。

材料〈1人分〉

鶏ひき肉 ≡ 50g
じゃがいも ≡ 1個
サラダ油 ≡ 小さじ2
水 ≡ 180ml　味噌 ≡ 小さじ2

作り方

1 じゃがいもは4等分に切る。
2 鍋にサラダ油を熱し、鶏肉を入れ、色が変わるまで炒める。
3 水と1を入れ、煮立ったら火を弱め、ふたをして7〜8分煮る。味噌を溶き入れ、椀に盛る。

淡色味噌と合わせて甘くてほっとする味に
さつまいも

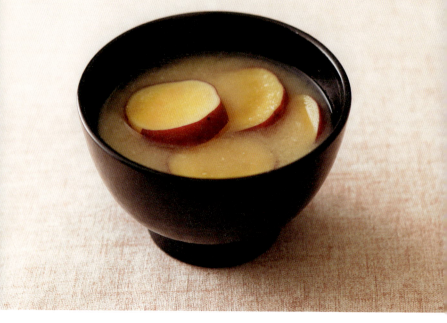

【豆知識】
さつまいもには胃腸の調子を整える作用があります。ビタミンCが豊富で風邪予防にもおすすめ。

材料〈1人分〉
さつまいも ≡ 4cm
だし ≡ 180ml　味噌 ≡ 小さじ2

作り方
1 さつまいもは1cm厚さに切る。
2 鍋にだしと1を入れ、煮立ったら火を弱め、ふたをして5分煮る。
3 味噌を溶き入れ、椀に盛る。

ふんわり卵が食欲をそそります
スナップエンドウとかき玉

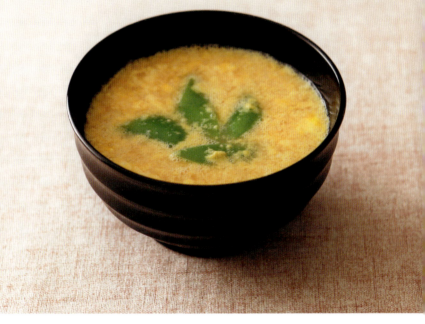

【豆知識】
スナップエンドウには消化吸収を促進する作用が。体力回復効果のある卵を効率よく摂取できます。

🍳 材料〈1人分〉

卵 ≡ 1個
スナップエンドウ ≡ 2本
だし ≡ 150ml　味噌 ≡ 小さじ2

🍳 作り方

1. スナップエンドウは筋を取って斜めに切る。卵は溶きほぐす。
2. 鍋にだしを入れ、煮立ったらスナップエンドウを入れて火を弱め、味噌を溶き入れる。
3. 溶き卵を回し入れて火を止め、ふたをして蒸らし、椀に盛る。

たっぷりの緑黄色野菜をさらりといただけます
つぶしブロッコリー

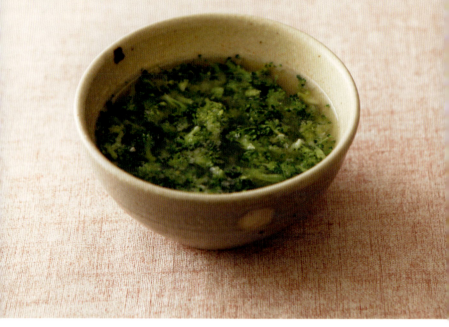

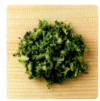

【 豆知識 】
ブロッコリーは体を丈夫にしてくれるうれしい野菜。ビタミンCが豊富で、免疫力アップに役立ちます。

🍴 材料〈1人分〉
ブロッコリー ≡ 1/4個
だし ≡ 150ml　味噌 ≡ 小さじ2

🍴 作り方
1　ブロッコリーは小房に分け、ラップに包んでレンジで4分加熱し、フォークなどでつぶす。
2　耐熱の器にだしを入れ、味噌を溶き入れ、ラップをかける。
3　電子レンジで2分加熱し、1を入れる。

カリカリシャキシャキの食感が美味しい

カリフラワーとアーモンド

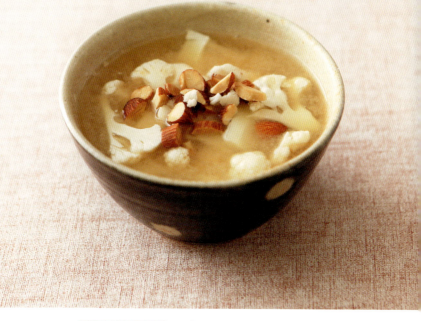

【豆知識】
アーモンドは疲労で不足するエネルギーを補う効果が。カリフラワーと合わせて疲労時の胃腸不良に。

材料〈1人分〉
カリフラワー ≡ 1/6個
アーモンド ≡ 5粒
だし ≡ 150ml　味噌 ≡ 小さじ2

作り方
1 カリフラワーは小房に分け、薄切りにして椀に入れる。
2 鍋にだしを入れ、煮立ったら火を弱め、味噌を溶き入れる。
3 1に2を注ぎ、ざく切りにしたアーモンドをちらす。

温めたアボカドがとろける
アボカドとパプリカ

昆布　赤

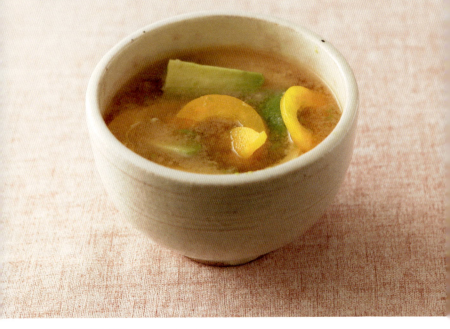

【豆知識】
アボカドは疲労回復に効果的。パプリカは体力の底上げをすると同時に心を落ち着かせてくれます。

材料〈1人分〉
アボカド ≡ 1/4個
パプリカ(黄) ≡ 1/6個
だし ≡ 150ml　味噌 ≡ 小さじ2

作り方
1. アボカドは皮をむいて1cm幅に切り、パプリカは3mm幅の薄切りにする。
2. 鍋にだしとパプリカを入れ、沸騰したら火を弱め、アボカドを入れる。
3. 味噌を溶き入れ、椀に盛る。

ベジだしに豆乳が加わりこっくり濃厚に

かぼちゃの豆乳カレー

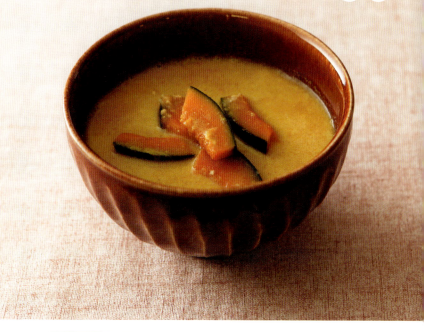

【 豆知識 】

かぼちゃは体を温めながら、エネルギーを補ってくれます。自然な甘さで、心も元気に。

材料〈1人分〉

かぼちゃ ≡ 80g
カレー粉 ≡ 小さじ1
サラダ油 ≡ 小さじ2
だし、豆乳 ≡ 各100ml　味噌 ≡ 小さじ2強

作り方

1. かぼちゃは種を取り、一口大に切る。
2. 鍋にサラダ油とカレー粉を入れてさっと炒め、だしと1を入れる。
3. 煮立ったら豆乳を入れ、温まったら火を弱め、味噌を溶き入れ、椀に盛る。

炒めたほうれん草をたっぷり入れて
ほうれん草

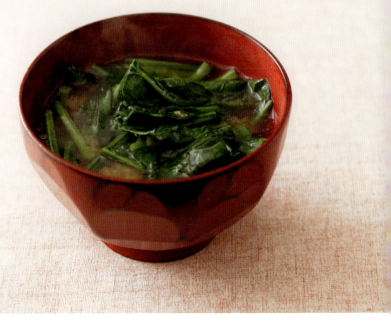

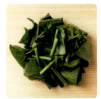

【 豆知識 】
ほうれん草は気力と体力を向上させ、顔色をよくしてくれます。目の乾燥が気になるときにも。

材料（1人分）
ほうれん草 ≡ 1/3束
オリーブオイル ≡ 小さじ2
だし ≡ 150ml　味噌 ≡ 小さじ2

作り方
1. ほうれん草はざく切りにする。
2. 鍋にオリーブオイルを熱し、1をさっと炒める。
3. だしを入れ、煮立ったら火を弱め、味噌を溶き入れ、椀に盛る。

β-カロテン豊富な栄養たっぷりの組み合わせ

グリンピースとにんじん

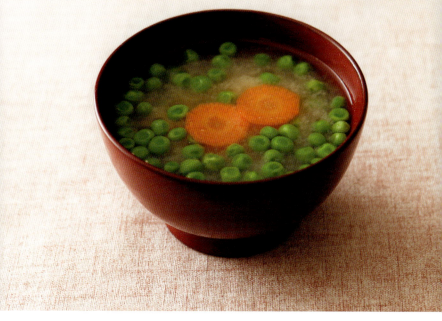

【豆知識】
にんじんとグリンピースは胃腸を温め消化を促進し、気を補うコンビ。グリンピースは冷凍が手軽です。

材料〈1人分〉

グリンピース ≡ 大さじ3
にんじん ≡ 2cm
だし ≡ 150ml　味噌 ≡ 小さじ2

作り方

1 耐熱の器にグリンピース、1mm幅の輪切りにしたにんじん、だしを入れ、味噌を溶き入れ、ラップをかける。
2 電子レンジで2分加熱する。

味噌汁の話 ─────────────────────────── ❶

「もっと美味しい味噌汁を作るために」

具材によって煮込む時間を変える

味噌汁に入れる具材は、それぞれ火が通るまでの時間が異なります。特に複数の具材を使うときは、時間差で加えるようにしましょう。大葉やしょうがなど香りのあるものは仕上がる直前に入れるのがおすすめ。また、同じ大根でも柔らかく煮た場合と、さっと火を通した場合では味わいが違います。日によって変えるのも楽しいです。

よい味噌の選び方

色があざやかでムラがないものを選びましょう。商品名に『生』『天然醸造』『手造り』と表示されているものがおすすめ。原材料にもこだわっているものはひと味違います。また長期熟成した味噌はまろやかな味わいです。

味噌を入れるタイミング

味噌は香りも美味しさの大事な要素です。味噌を入れてから汁を煮立たせると、せっかくの香りがとんでしまいます。

味噌は具材が柔らかく煮えたところで加えるのがポイント。ぐつぐつ煮立たせず、火を弱めてから加え、汁の表面がちょっとゆれるくらいまで温まったら火を止めましょう。

第3章

巡りをよくする

栄養や新鮮な酸素は血液の循環が滞ると、効率的に体のすみずみまで行きわたることができず、肩こり、生理痛、頭痛など重苦しい状態に。特に女性におすすめの巡りをよくする味噌汁です。

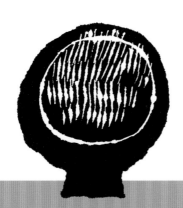

細かく刻むと、ぐっと風味豊かに

にら

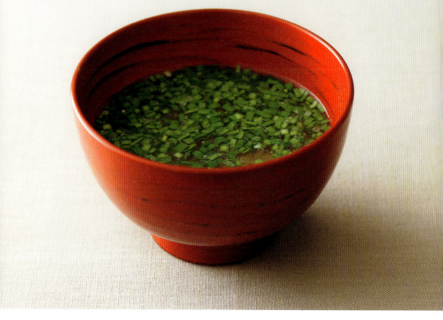

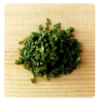

[豆知識]
にらは体を温め、足腰の
だるさや冷えを改善。夏
の冷房病による足のむく
みにもおすすめです。

🍚 材料〈1人分〉

にら ≡ 3本
だし ≡ 150ml　味噌 ≡ 小さじ2

🍚 作り方

1 にらは細かく刻む。
2 耐熱の器にだしを入れ、味噌を溶き入れ、
　ラップをかける。
3 電子レンジで2分加熱し、1を入れる。

きのこの旨みがたっぷり溶け出しました
しめじとえのきだけ

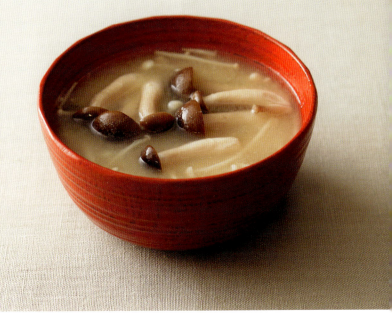

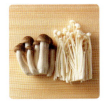

[豆知識]
しめじは免疫力を高め、えのきには解毒の作用が。貧血改善から便秘、肌荒れにも効果が期待できます。

材料〈1人分〉
しめじ ≡ 1/4パック
えのきだけ ≡ 1/4パック
だし ≡ 150ml　味噌 ≡ 小さじ2

作り方
1 しめじ、えのきだけは石づきを取り、ほぐす。
2 鍋にだしと1を入れ、煮立てる。
  火を弱め、味噌を溶き入れ、椀に盛る。

さっと火の通った葉の食感が絶妙
チンゲンサイ

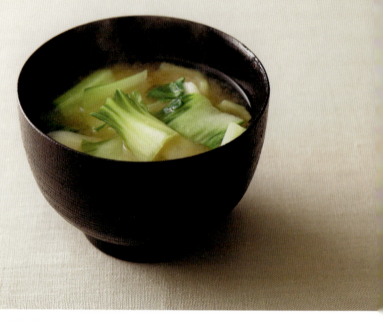

🍲 材料〈1人分〉

チンゲンサイ ≡ 1株
だし ≡ 150ml　味噌 ≡ 小さじ2

🍲 作り方

1 チンゲンサイはざく切りにする。
2 鍋にだしと1を入れ、煮立てる。
　火を弱め、味噌を溶き入れ、椀に盛る。

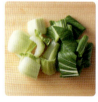

【豆知識】
チンゲンサイはエネルギーを巡らせる効果が高い食材です。生理痛、肩こり、腰痛でお悩みのときに。

ボリュームたっぷり、さばの味噌煮風

さば缶と長ねぎ

八丁

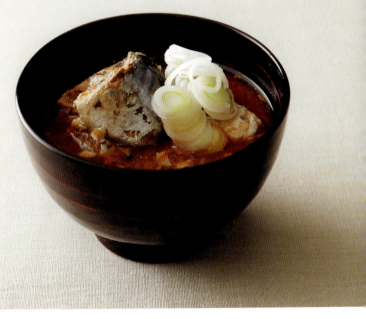

【豆知識】
さばも長ねぎも血流を改善。疲れをやわらげ、アンチエイジングに効果的な組み合わせです。

🌱 材料〈1人分〉

さば缶 ≡ 1缶
長ねぎ ≡ 5cm
水 ≡ 100ml　味噌 ≡ 小さじ2

🍳 作り方

1 長ねぎは小口切りにする。
2 鍋に水とさばを缶汁ごと入れ、煮立てる。火を弱め、味噌を溶き入れる。
3 椀に盛り、1をのせる。

こっくり色の味噌と合わせるのがおすすめです
なす

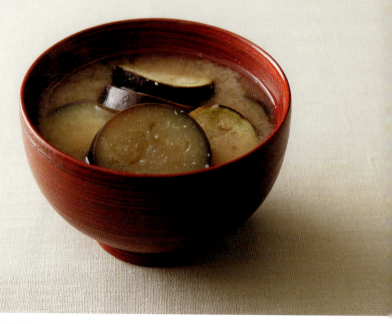

【豆知識】
なすは頭痛、生理痛をやわらげます。アクが強く汁が黒ずむので、濃いめの色の味噌を合わせて。

🍲 材料〈1人分〉

なす ≡ 1本
だし ≡ 150ml　味噌 ≡ 小さじ2

🍲 作り方

1　なすは3㎜幅の輪切りにする。
2　鍋にだしと1を入れ、煮立てる。
　　火を弱め、味噌を溶き入れ、椀に盛る。

魚介の旨みと濃厚味噌の組み合わせ

シーフードミックス

昆布　赤

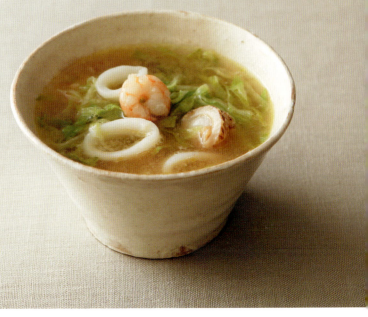

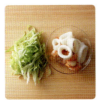

【豆知識】
いかとレタスのダブル効果で顔色をよくし、肌にうるおいを与えます。女性特有の不調や貧血にも。

材料〈1人分〉

シーフードミックス ≡ 50g
レタス ≡ 1枚
オリーブオイル ≡ 小さじ2
だし ≡ 150ml　味噌 ≡ 小さじ2

作り方

1 レタスはせん切りにする。
2 鍋にオリーブオイルを熱し、シーフードミックスを凍ったまま炒める。
3 だしを入れ、煮立てる。火を弱めて1を入れ、味噌を溶き入れ、椀に盛る。

とろみのある汁で体がほっこり温まります
おろしれんこん

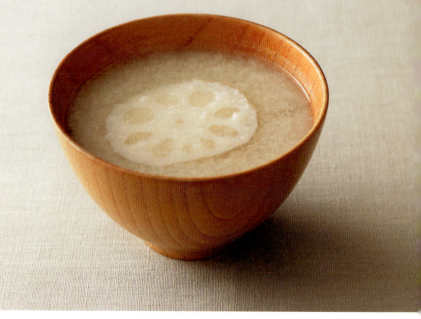

【豆知識】
れんこんは乾燥による肌のかさかさ、かかとのひび割れを改善。おろすことで吸収がよくなります。

🍴 材料〈1人分〉

れんこん ≡ 50g
だし ≡ 150ml　味噌 ≡ 小さじ2

🍴 作り方

1 れんこんは1mm幅の薄切りを1枚切る。
2 残りのれんこんを鍋におろし入れ、だしを加える。1をのせ、混ぜながら煮立てる。
3 とろりとしたら火を弱め、味噌を溶き入れ、椀に盛る。

パンと合わせたくなる洋風味噌汁
セロリとソーセージ

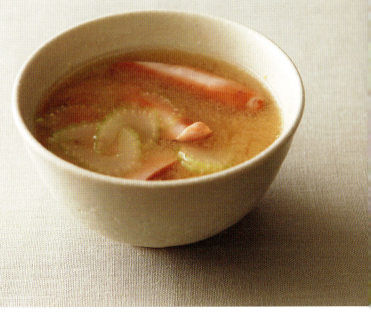

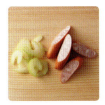

【豆知識】
ソーセージでエネルギーを補い、セロリが体のすみずみまで届けます。目の充血や肩こりの改善に。

● 材料〈1人分〉

セロリ ≡ 5cm
ソーセージ ≡ 2本
だし ≡ 150ml　味噌 ≡ 小さじ2

● 作り方

1 セロリは小口切り、ソーセージは斜め切りにする。
2 鍋にだしと1を入れ、煮立てる。火を弱め、味噌を溶き入れ、椀に盛る。

ゴロンと入った玉ねぎの甘みがたまらない

玉ねぎ

昆布　合わせ

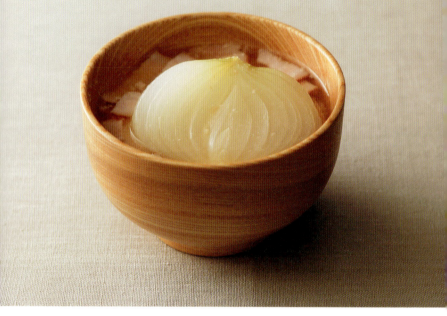

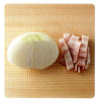

【豆知識】
玉ねぎは巡りをよくする代表食材。辛みと刺激の成分である硫化アリルが血をサラサラにします。

🥣 材料〈1人分〉

玉ねぎ ≡ ½個
ベーコン ≡ 1枚
だし ≡ 150ml　味噌 ≡ 小さじ2

🥣 作り方

1　ベーコンは1cm幅に切る。
2　玉ねぎはラップに包み電子レンジで4分加熱し、椀に入れる。
3　鍋に**1**を入れて炒め、だしを入れる。
　　煮立ったら火を弱め、味噌を溶き入れ、**2**にそそぐ。

個性的なししとうの香りがクセになる

ししとう

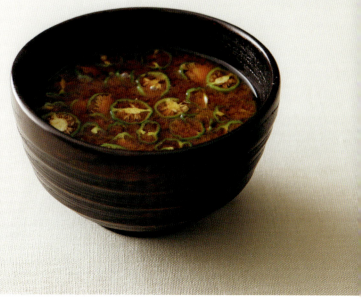

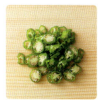

【豆知識】
ししとうは血液の流れをよくして、目の疲れを癒やしてくれます。体を温めるので冷えの改善にも。

材料〈1人分〉

ししとう ≡ 3本
だし ≡ 150ml　味噌 ≡ 小さじ2

作り方

1. ししとうは小口切りにする。
2. 耐熱の器にだしを入れ、味噌を溶き入れ、ラップをする。
3. 電子レンジで2分加熱し、1を入れる。

あっさりと上品な味わいです
たらと絹さや

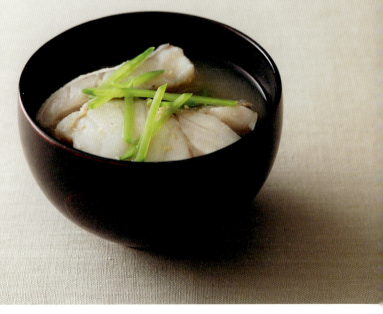

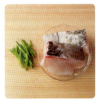

【 豆知識 】
体作りに必須のたんぱく質が多く、低カロリーのたらは、ダイエット向き。打ち身やねんざの改善にも。

🍱 材料〈1人分〉

たら ≡ 1切れ
絹さや ≡ 2枚
だし ≡ 150ml 　味噌 ≡ 小さじ2

🍳 作り方

1 たらは半分に切り、絹さやは筋を取って細切りにする。
2 鍋にだしを入れ、煮立ったらたらを入れ、5分煮る。
3 火を弱めて絹さやを入れ、味噌を溶き入れ、椀に盛る。

第4章

デトックス

体内に余分な水分や毒素をためこむとむくみなどに悩まされがちです。水分の循環を改善し、排出を促す食材を取り入れて、滞りを解消させましょう。肥満の予防にもおすすめの味噌汁です。

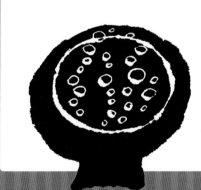

ピリッとしたしょうがの辛味がアクセントに
わかめとしょうが

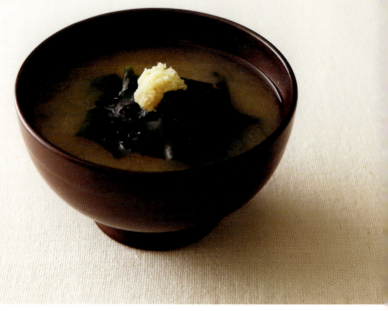

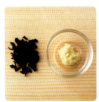

【豆知識】
わかめは水分代謝をスムーズにしてむくみを解消します。抗菌作用のあるしょうがをプラス。

🍲 材料〈1人分〉

乾燥わかめ ≡ 小さじ1
おろししょうが ≡ 少々
だし ≡ 150ml　味噌 ≡ 小さじ2

🍲 作り方

1 鍋にだしと乾燥わかめを入れ、煮立てる。火を弱め、味噌を溶き入れる。
2 椀に盛り、しょうがをのせる。

食欲のないときでもツルっといただけます
もずくと絹豆腐

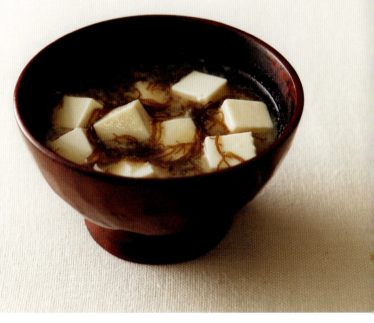

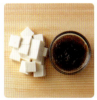

【豆知識】
もずくは体の中の過剰な水分を排出してくれます。解毒作用のある豆腐と合わせてより効果的に。

材料〈1人分〉
もずく(味のついていないもの) ≡ 小1パック
絹豆腐 ≡ ¼丁
だし ≡ 150ml　味噌 ≡ 小さじ2

作り方
1 絹豆腐は1cm角に切る。
2 鍋にだしを入れ、煮立ったらもずくと1を入れる。
3 火を弱め、味噌を溶き入れ、椀に盛る。

煮込みすぎずにシャキシャキ食感を楽しんで

小松菜

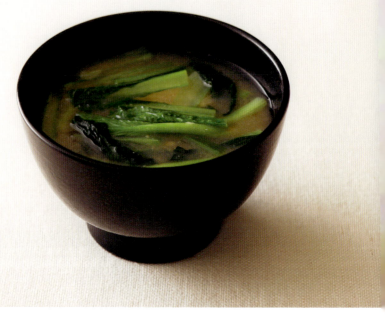

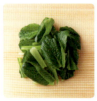

[豆知識]

小松菜はすぐれた解毒効果のある野菜のひとつ。食物繊維が豊富なので便秘解消にもおすすめです。

● 材料〈1人分〉

小松菜 ≡ 2株
だし ≡ 150ml　味噌 ≡ 小さじ2

● 作り方

1　小松菜はざく切りにする。
2　鍋にだしを入れ、煮立ったら1を入れ、2分煮る。
3　火を弱め、味噌を溶き入れ、椀に盛る。

炒めることで旨みとコクがアップします
パプリカ

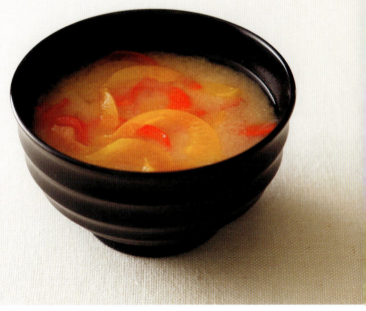

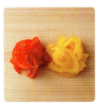

【 豆知識 】
パプリカは肝臓に働きかけ、毒素排出を促してくれます。アンチエイジング効果も期待できます。

🍴 材料〈1人分〉

パプリカ（赤、黄） ≡ 各¼個
オリーブオイル ≡ 小さじ2
だし ≡ 150ml　味噌 ≡ 小さじ2

🍴 作り方

1 パプリカは種を取って
　1mm幅程度の薄切りにする。
2 鍋にオリーブオイルを熱し、1を炒める。
3 だしを入れ、煮立てる。
　火を弱め、味噌を溶き入れ、椀に盛る。

納豆の風味と大葉の香りに食欲がそそられる

ひきわり納豆と大葉

昆布　赤

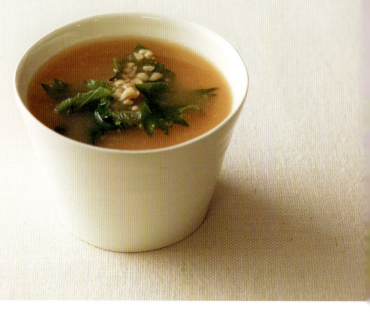

【豆知識】
納豆の体を温める力で滞っていたものを巡らせて、大葉のデトックス作用で排出します。

🍴 材料〈1人分〉

ひきわり納豆 ≡ 1パック
大葉 ≡ 2枚
だし ≡ 150ml　味噌 ≡ 小さじ2

🍴 作り方

1. 耐熱の器にだしを入れ、味噌を溶き入れ、ラップをかける。
2. 電子レンジで2分加熱し、納豆を入れ、大葉をちぎってのせる。

へたも種も取らず、まるごと栄養をいただきます

ピーマン

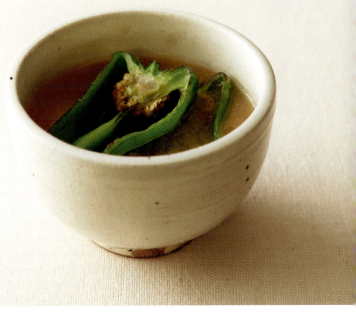

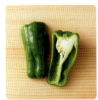

【 豆知識 】
ピーマンは胃腸の働きを促し、たまった疲れをデトックスします。もやもや気分を軽くする効果も。

材料〈1人分〉

ピーマン ≡ 1個
ごま油 ≡ 小さじ2
だし ≡ 150ml　味噌 ≡ 小さじ2

作り方

1. ピーマンは縦半分に切る。
2. フライパンにごま油を熱し、1を両面焼き色がつくまで焼く。
3. だしを入れ、煮立てる。火を弱め、味噌を溶き入れ、椀に盛る。

辛味のきいたとろみ汁でじんわり温まる
さといもと明太子

昆布　麦

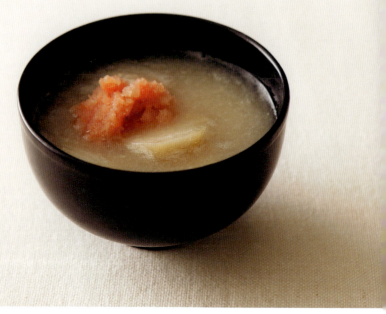

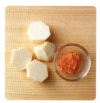

【豆知識】
さといもは水分代謝を促し、むくみを取る効果があります。明太子を添えて、彩りあざやかに。

材料〈1人分〉
さといも ≡ 2個
明太子 ≡ 小さじ2
だし ≡ 200ml　味噌 ≡ 小さじ2

作り方
1 さといもは半分に切る。明太子はほぐす。
2 鍋にだしとさといもを入れ、煮立ったら火を弱め、ふたをして15分煮る。
3 味噌を溶き入れ、椀に盛り、明太子をのせる。

香りと食感をぜいたくに楽しめる一椀です
まいたけ

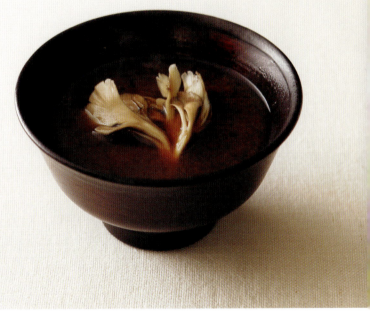

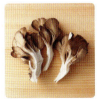

【豆知識】
まいたけは足の重だるさ
やむくみを軽減。煮ると
汁の色が黒くなるので、
濃い色の味噌を合わせて。

● 材料〈1人分〉

まいたけ ≡ ½パック
だし ≡ 150ml　味噌 ≡ 小さじ2

● 作り方

1　まいたけは食べやすくほぐす。
2　鍋にだしと1を入れ、煮立てる。
　　火を弱め、味噌を溶き入れ、椀に盛る。

ほっとする美味しさの和風コーンスープ
コーンクリーム

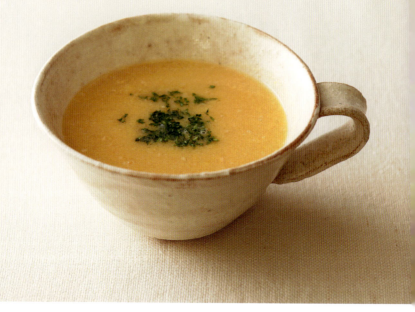

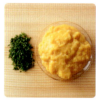

【 豆知識 】
とうもろこしは下半身がだるくて重いときに。消化を促すので、食べすぎたときにもおすすめです。

🍲 材料〈1人分〉

コーンクリーム缶 ≡ 100g
パセリのみじん切り ≡ 適宜
だし ≡ 100ml　味噌 ≡ 小さじ2

🍲 作り方

1 耐熱の器にだしを入れ、味噌を溶き入れ、コーンクリームを入れてラップをかける。
2 電子レンジで2分加熱し、パセリをちらす。

コロコロしたセロリと豆がかわいい
セロリとミックスビーンズ

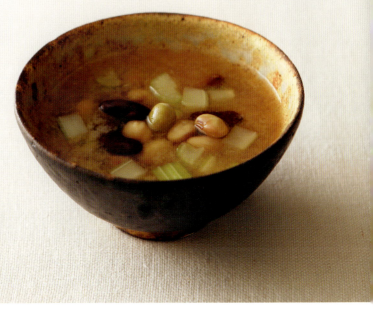

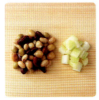

[豆知識]
香りの強いセロリはリラックス効果あり。また、豆の中でも特にひよこ豆は便秘解消の強い味方。

🍲 材料〈1人分〉
セロリ ≡ 5cm
ミックスビーンズ ≡ 大さじ3
だし ≡ 150ml　味噌 ≡ 小さじ2

🍲 作り方
1 セロリは筋を取って1cm角に切る。
2 鍋にだし、1、ミックスビーンズを入れ、煮立てる。火を弱め、味噌を溶き入れ、椀に盛る。

しいたけがじゅわっとジューシー
しいたけと大豆

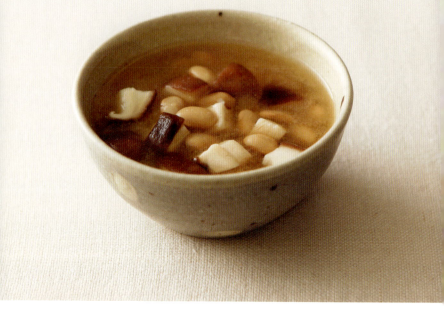

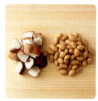

【 豆知識 】
しいたけと大豆はともに気を補ってくれるので、心身とも元気に。低カロリーで食物繊維も豊富。

🍴 材料〈1人分〉

生しいたけ ≡ 1枚
大豆（水煮）≡ 大さじ3
だし ≡ 150ml　味噌 ≡ 小さじ2

🍴 作り方

1　しいたけは1㎝角に切る。
2　鍋にだし、1、大豆を入れ、煮立てる。火を弱め、味噌を溶き入れ、椀に盛る。

澄んだ味わいがさわやかな冷たい味噌汁

とうもろこしときゅうり

昆布　赤

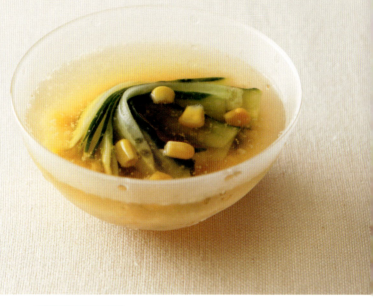

[豆知識]
ほぼ水分でできているきゅうり。解毒効果が高く、デトックスや夏バテ予防にもぴったりです。

材料〈1人分〉

とうもろこし缶 ≡ 大さじ2
きゅうり ≡ 1/3本
だし ≡ 150ml　味噌 ≡ 小さじ2

作り方

1. きゅうりはピーラーで薄切りにし、塩1つまみ(分量外)をまぶしておく。
2. 器にだしを入れ、味噌を溶き入れる。
3. 軽く汁けをきったとうもろこしと1を入れる。

味噌汁の話 ──────────────── ❷

「味噌の美味しい保存方法」

味噌の保存場所

室温で保存すると、味噌の中の酵母が活発に働き、劣化が進みます。
香りや味が損なわれないように冷蔵庫に入れておくのがおすすめ。
長期保存の場合は冷凍もできます。
開封後はなるべく空気に触れないように。袋詰めの味噌は、空気を
しっかり抜いてから口をとめ、ふたつき容器入りの味噌は表面にラ
ップを密着させてからふたをしましょう。

味噌に風味をプラス

味噌に昆布を入れて保存をするのもひとつのアイデア。旨みが味噌
にうつり、美味しさが増します。昆布も柔らかくなるので、細かく
切ってそのまま食べても構いません。また、千切りしょうがやドラ
イハーブを混ぜると風味のよい味噌ができます。

季節ごとに味噌を変えて

米味噌〈白〉など甘口の味噌は粘度が高いので、味噌汁に入れるとと
ろっとして冷めにくくなります。米味噌〈赤〉や八丁味噌を使うとさ
らっとした汁になります。
冬は甘い米味噌〈白〉、夏はさっぱりとした米味噌〈赤〉や八丁味噌と
季節で使い分けてみてもよいでしょう。

第5章

消化を助ける

胃もたれ、胸やけなど、食欲のないときこそ役に立つのが「消化を助ける」味噌汁。栄養が溶け出した温かい汁を一口食べてみると、体にすっとしみわたり、胃腸が楽になるのを感じるはずです。

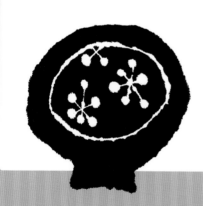

食欲のないときもあっさり食べられます

キャベツ

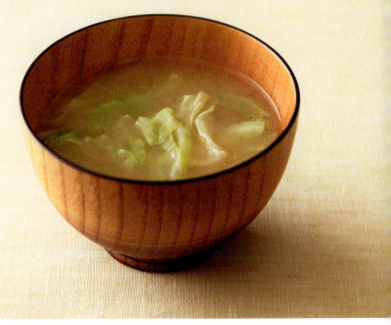

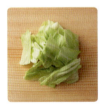

【豆知識】
キャベツには胃の機能を正常にしてくれる作用が。胃もたれ、胃痛を感じたときに食べましょう。

● 材料〈1人分〉

キャベツ ≡ 1枚
だし ≡ 150ml　味噌 ≡ 小さじ2

● 作り方

1 キャベツはざく切りにする。
2 鍋にだしと1を入れ、煮立てる。
　火を弱め、味噌を溶き入れ、椀に盛る。

たっぷりのかぶを煮物感覚でいただきましょう

かぶ

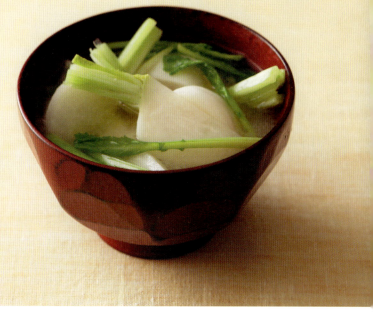

【豆知識】
お腹を温めてくれるかぶは、消化不良や便秘が気になるときに。葉はビタミンCが豊富です。

🍂 材料（1人分）

かぶ ≡ 1個
だし ≡ 180ml　味噌 ≡ 小さじ2

🍂 作り方

1 かぶは葉を2㎝ほど残して6等分に切る。
　葉は長めのざく切りにする。
2 鍋にだしとかぶを入れ、煮立ったら火を弱め、
　ふたをして5分煮る。
3 葉を加え、さっと煮て火を弱め、
　味噌を溶き入れ、椀に盛る。

餅があっという間にとろ〜りと柔らか
しゃぶしゃぶ餅

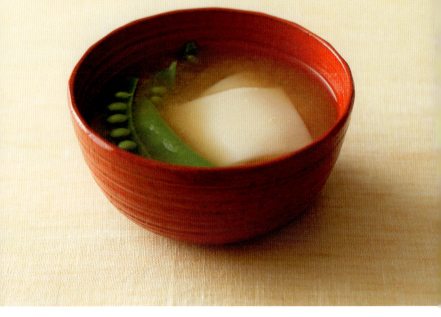

【豆知識】
餅もスナップエンドウも消化機能をサポート。餅はエネルギーになるので、疲れたときにもおすすめ。

● 材料〈1人分〉

しゃぶしゃぶ用餅 ≡ 2枚
スナップエンドウ ≡ 2本
だし ≡ 150ml　味噌 ≡ 小さじ2

● 作り方

1　スナップエンドウは筋を取り、縦半分に割る。
2　鍋にだしを入れ、煮立ったら1を入れて火を弱め、味噌を溶き入れる。
3　椀に盛り、餅を入れて余熱で柔らかくする。

ごまの風味と合う甘めの味噌がおすすめです

さといも

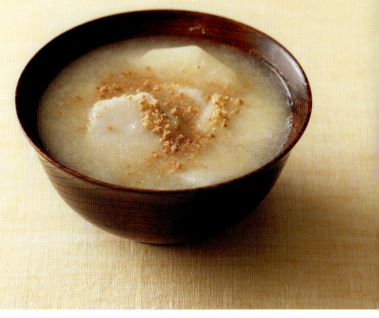

【 豆知識 】
さといものぬめりが胃腸を保護し、うるおすので、胃腸が弱っているときに。便秘解消にも効果あり。

🥣 材料〈1人分〉

さといも ≡ 2個
白すりごま ≡ 小さじ1
だし ≡ 180ml　味噌 ≡ 小さじ2

🥢 作り方

1　さといもは1cm幅の輪切りにする。
2　鍋にだしと1を入れ、煮立ったら火を弱め、ふたをして5分煮る。
3　味噌を溶き入れ、椀に盛り、白すりごまをふる。

大根は繊維にそって切ることでサクサク食感に
大根

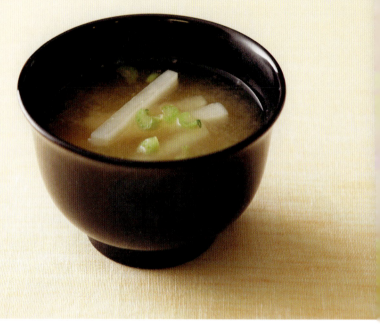

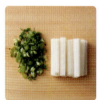

【豆知識】
大根は胃の働きをスムーズにして消化を助ける頼もしい助っ人です。食べすぎて胃もたれのときに。

材料〈1人分〉
大根 ≡ 20g
大根の葉 ≡ 10cm
だし ≡ 150ml　味噌 ≡ 小さじ2

作り方
1 大根は拍子木切りにし、葉は細かく刻む。
2 鍋にだしと1を入れ、
　煮立ったら火を弱め、3分煮る。
3 味噌を溶き入れ、椀に盛る。

ごはんを加えて、エネルギーを補給

味噌おじや

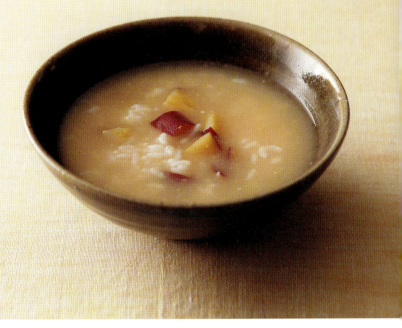

【豆知識】
さつまいもは食欲不振や疲れているときにおすすめ。胃腸虚弱の人は、白すりごまを加えても。

材料〈1人分〉

ごはん ≡ 50g
さつまいも ≡ 3cm
だし ≡ 180ml　味噌 ≡ 小さじ2

作り方

1 さつまいもは1cm角に切る。
2 鍋にだし、ごはん、1を入れ、煮立ったら火を弱め、2分煮る。
3 味噌を溶き入れ、椀に盛る。

ポタージュのようなまろやかでやさしい味
とろみじゃがいも

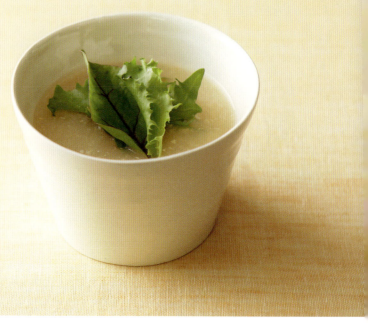

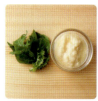

【豆知識】
もともと消化のよいじゃがいもは、すりおろして入れることでさらに栄養を吸収しやすくなります。

材料（1人分）
じゃがいも ≡ 1/2個
ベビーリーフ ≡ 適宜
だし ≡ 150ml　味噌 ≡ 小さじ2

作り方
1 鍋にだしを煮立て、じゃがいもをおろし入れ、混ぜながら温める。
2 再び煮立ち、とろみがついたら火を弱め、味噌を溶き入れる。
3 椀に盛り、ベビーリーフをのせる。

低カロリーで夜食、軽食にもおすすめ

白菜と春雨

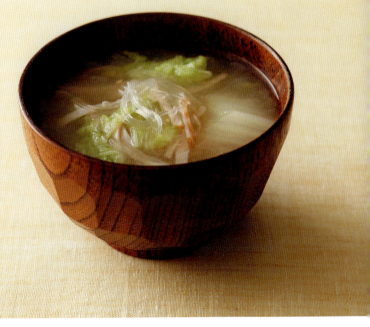

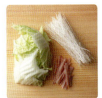

【豆知識】
白菜もハムも胃腸を元気にしてくれます。白菜にはビタミンCが豊富なので、風邪予防や美肌にも。

● 材料〈1人分〉

白菜 ≡ 小2枚
春雨 ≡ 10g
ハム ≡ 1枚
だし ≡ 180ml　味噌 ≡ 小さじ2

● 作り方

1 白菜の葉はざく切り、芯はそぎ切りにする。
　春雨ははさみで半分に切って、ハムは細切りにする。
2 鍋にだしと1を入れ、煮立ったら火を弱め、
　ふたをして8分煮る。
3 味噌を溶き入れ、椀に盛る。

焼くことで香ばしさが増します
焼き大根と鮭

昆布　八丁

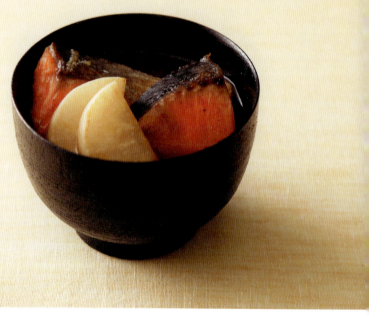

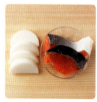

【 豆知識 】
大根は食べすぎをなかったことにしてくれるうれしい食材。鮭は弱った胃の働きを助けます。

🍴 材料〈1人分〉

大根 ≡ 2cm
塩鮭 ≡ 1切れ
オリーブオイル ≡ 小さじ2
だし ≡ 200ml　味噌 ≡ 小さじ2

🍴 作り方

1 大根は1cm幅の半月切りにする。鮭は半分に切る。
2 フライパンにオリーブオイルを熱し、
　1を両面焼き色がつくまで焼く。
3 だしを入れ、煮立てる。
　火を弱め、味噌を溶き入れ、椀に盛る。

チーズのまろやかさが寒い季節にぴったり
じゃがいもとクリームチーズ

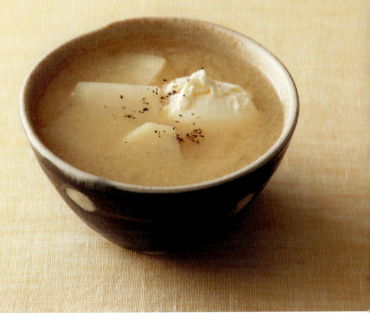

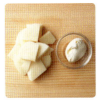

【豆知識】
じゃがいもは胃の機能を整え、消化力を高めます。腸の粘膜を保護してくれるチーズを添えて。

材料〈1人分〉

じゃがいも ≡ 1/2個
クリームチーズ ≡ 大さじ1
あらびき黒こしょう ≡ 少々
だし ≡ 180ml　味噌 ≡ 小さじ2

作り方

1 じゃがいもは3mm幅のいちょう切りにする。
2 鍋にだしと1を入れ、煮立ったら火を弱め、3分煮る。
3 味噌を溶き入れ、椀に盛り、
　クリームチーズをのせて、こしょうをふる。

豆腐入りで柔らかジューシー
鶏団子

合わせ

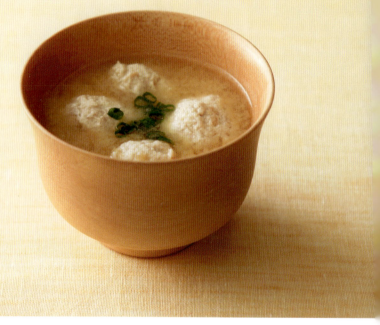

材料〈1人分〉

A │ 鶏ひき肉 ≡ 50g
　│ 豆腐 ≡ 50g

小ねぎ ≡ 適宜
水 ≡ 180ml　味噌 ≡ 小さじ2

作り方

1. ポリ袋にAを入れてもみ、よく混ぜる。小ねぎは小口切りにする。
2. 鍋に水を入れ、沸騰したらAをスプーンで丸めて入れ、火を弱め、7分煮る。
3. 味噌を溶き入れ、椀に盛り、小ねぎをちらす。

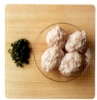

【豆知識】
消化がよく、気力や体力を回復させてくれる鶏肉は、病中や病後の体力回復時にもおすすめです。

第 6 章

体をうるおす

体力が衰えているときに起きやすいのが体の水分不足。特に年齢を重ねると、水分を蓄えにくくなります。乾燥肌、ドライアイ、口の渇きなどが気になったら「うるおす」作用のある味噌汁をいただきましょう。

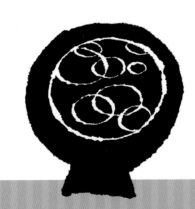

柔らかくなったトマトはつぶしても美味
トマトとしょうが

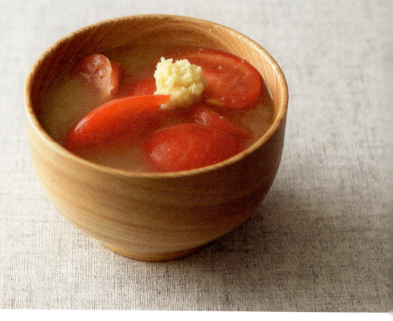

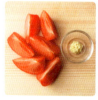

【豆知識】
トマトには体をうるおす効果が。しょうがと合わせることで、体を冷やしすぎずに乾燥を改善します。

● 材料〈1人分〉

トマト ≡ 1/2個
しょうが ≡ 少々
だし ≡ 150ml　味噌 ≡ 小さじ2

● 作り方

1 トマトはくし形切りにし、しょうがはすりおろす。
2 鍋にだしとトマトを入れ、煮立てる。
　火を弱め、味噌を溶き入れる。
3 椀に盛り、しょうがをのせる。

バターをのせてコクを出すのもおすすめ

アスパラガス

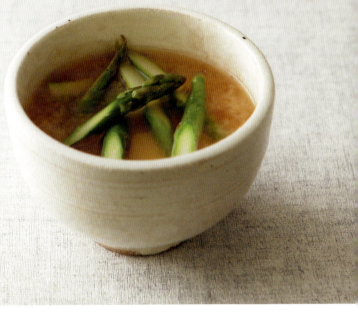

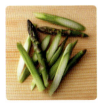

【豆知識】
アスパラガスは肺をうるおす作用があり、乾いたせきをしずめます。熱っぽいときにもおすすめ。

● 材料〈1人分〉

グリーンアスパラガス ≡ 2本
だし ≡ 150ml　味噌 ≡ 小さじ2

● 作り方

1 アスパラガスは根元のかたい皮をピーラーでむき、斜めに切る。
2 鍋にだしを入れ、煮立ったら1を加えて火を弱め、さっと煮る。
3 味噌を溶き入れ、椀に盛る。

まろやかな味わいで豆乳が苦手な人にも

豆乳しゃぶしゃぶ

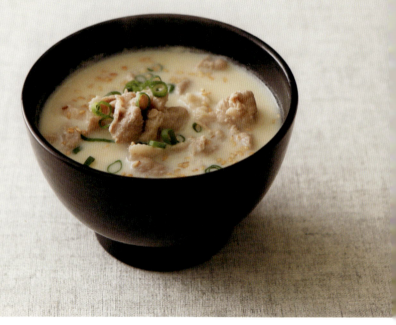

[豆知識]
豆乳と豚肉の相乗効果で体内に水分を補います。乾燥が気になる秋冬に取り入れたい味噌汁です。

材料〈1人分〉

豚しゃぶしゃぶ用肉 ≡ 50g
小ねぎ ≡ 適宜
白ごま ≡ 適宜
だし、豆乳 ≡ 各100ml　味噌 ≡ 小さじ2

作り方

1　小ねぎは小口切りにする。
2　鍋にだしを煮立て、豚肉を入れ、肉の色が変わったら豆乳を入れる。味噌を溶き入れ、再び煮立ったら火を止める。
3　椀に盛り、1と白ごまをちらす。

タイ料理風のエスニック味噌汁

ざっくり卵焼きと香菜

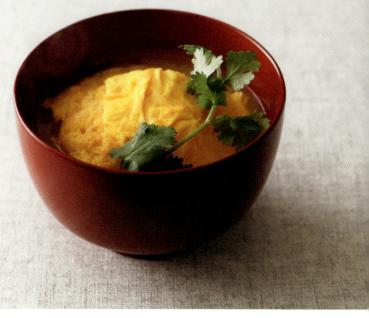

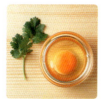

【 豆知識 】
卵は体液を補い、香菜は水分代謝を促進します。体内に水分を生み出して、体を内側からリセット。

● 材料〈1人分〉

卵 ≡ 1個
香菜 ≡ 適量
サラダ油 ≡ 小さじ2
だし ≡ 150ml　味噌 ≡ 小さじ2

● 作り方

1 フライパンにサラダ油を熱し、溶き卵を流し入れ、両面を焼く。
2 フライ返しで4等分に切り、だしを入れ、煮立てる。火を弱め、味噌を溶き入れる。
3 椀に盛り、香菜をのせる。

梅干しの酸味が食欲をそそります
焼き梅干しとめかぶ

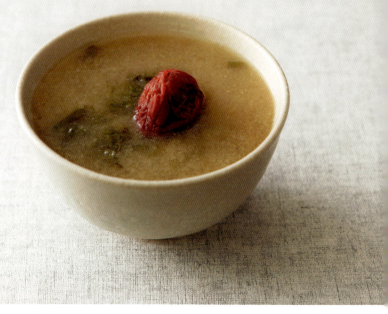

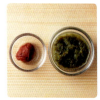

【豆知識】
クエン酸が豊富な梅は、疲労回復に効果あり。めかぶは悪いものを体外に排出してくれます。

● 材料〈1人分〉

梅干し ≡ 1個
めかぶ（味のついていないもの） ≡ 小1パック
だし ≡ 150ml　味噌 ≡ 小さじ2

● 作り方

1. 耐熱の器にだしを入れ、味噌を溶き入れる。めかぶも入れ、電子レンジで2分加熱する。
2. フライパンに油を引かずに梅干しを入れて熱し、焼き色をつける。
3. 1に2を入れる。

うるおい効果の高いねばねば食材を存分に

長いもとおくら

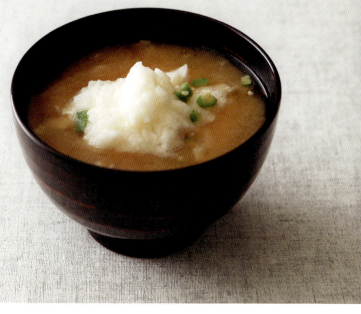

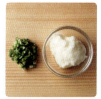

【 豆知識 】
長いもとおくらはアンチエイジングや美肌の味方。ぬめり成分に含まれるムチンが新陳代謝を促進。

🍲 材料（1人分）

長いも ≡ 3cm
おくら ≡ 1本
だし ≡ 150ml　味噌 ≡ 小さじ2

🍲 作り方

1　長いもはポリ袋に入れて細かく叩く。おくらは粗みじんに刻む。
2　鍋にだしとおくらを入れ、煮立てる。火を弱め、味噌を溶き入れる。
3　椀に盛り、長いもを入れる。

ローカロリーなのに食べごたえ十分です
エリンギ

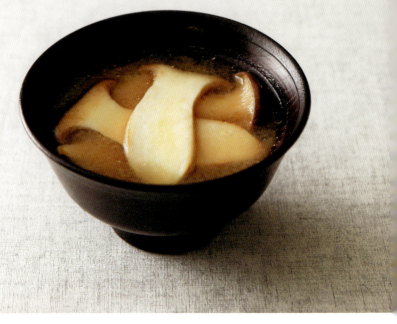

【豆知識】
エリンギは必要な水分を補うことで余分な熱をおさえ、手足のほてりや寝汗を改善してくれます。

● 材料〈1人分〉

エリンギ ≡ 1本
オリーブオイル ≡ 小さじ2
だし ≡ 150ml　味噌 ≡ 小さじ2

● 作り方

1　エリンギは縦4等分にする。
2　フライパンにオリーブオイルを熱し、
　　1を入れ、両面焼き色がつくまで焼く。
3　だしを入れ、煮立てる。
　　火を弱め、味噌を溶き入れ、椀に盛る。

こしょうをプラスして、ピリ辛にしても
ズッキーニとじゃこ

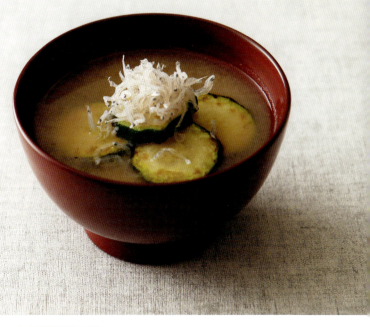

【豆知識】
ズッキーニは体を冷やすので、温め作用のあるじゃこで調整。じゃこにはアンチエイジング効果も。

材料〈1人分〉

ズッキーニ ≡ ½本
ちりめんじゃこ ≡ 小さじ2
オリーブオイル ≡ 小さじ1
だし ≡ 150ml　味噌 ≡ 小さじ2

作り方

1　ズッキーニは5～7mm幅の輪切りにする。
2　フライパンにオリーブオイルを熱し、1を入れ、両面焼き色がつくまで焼く。
3　だしとちりめんじゃこを入れ、煮立てる。火を弱め、味噌を溶き入れ、椀に盛る。

トマトの甘みと酸味が溶け出したスープが絶品です
ミニトマト

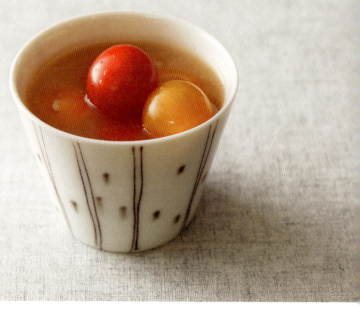

材料〈1人分〉
ミニトマト ≡ 6個
だし ≡ 150ml　味噌 ≡ 小さじ2

作り方
1 鍋にだしとミニトマトを入れ、煮立てる。
2 火を弱め、味噌を溶き入れ、椀に盛る。

[豆知識]
普通のトマトに負けない栄養を持つミニトマト。渇きを解消するので発熱時の栄養＆水分補給にも。

味噌の旨みと好相性のイタリアンコンビ

モツァレラとバジル

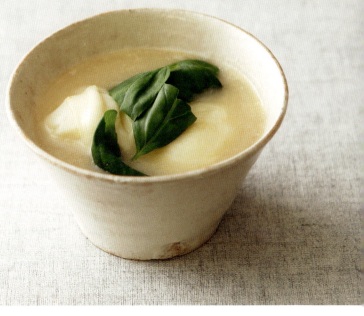

【豆知識】
モツァレラチーズはうるおいで肌、粘膜を保護してくれます。バジルには心を静めてくれる効果が。

🍽 材料〈1人分〉

モツァレラチーズ ≡ 1/2個
バジルの葉 ≡ 2枚
だし ≡ 150ml　味噌 ≡ 小さじ2

🍳 作り方

1 耐熱の器にだしを入れ、味噌を溶き入れ、ラップをかけて電子レンジで2分加熱する。
2 ちぎったモツァレラチーズ、バジルを入れる。

厚めに切ってサックリ食感を楽しみましょう
れんこんとアンチョビ

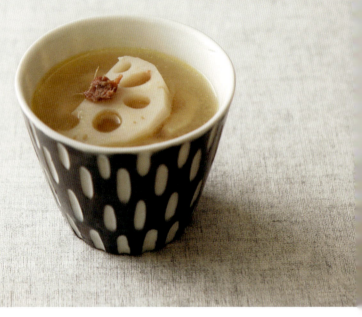

【豆知識】
肺をうるおすれんこんは、せき止めによい食材です。体を温めるアンチョビと合わせて。

🍲 材料〈1人分〉

れんこん ≡ 3cm
アンチョビ ≡ 2枚
オリーブオイル ≡ 小さじ1
だし ≡ 200ml　味噌 ≡ 大さじ1

🍳 作り方

1 れんこんを7〜8mm幅の半月切りにする。
2 鍋にオリーブオイルを熱し、
　アンチョビがくずれるまで炒める。
　だしとれんこんを入れ、ふたをして5〜6分煮る。
3 火を弱め、味噌を溶き入れ、椀に盛る。

しみじみ美味しい、おなじみの味
豚汁

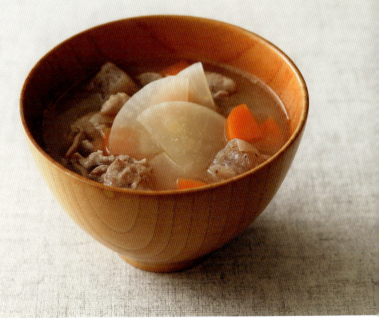

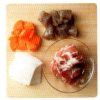

【豆知識】
体をうるおして、エネルギーを補う豚肉。ビタミンB₁を豊富に含む、疲労回復の強い味方です。

材料〈1人分〉

大根 ≡ 2cm
にんじん ≡ 3cm
こんにゃく ≡ 2cm
豚こま切れ肉 ≡ 50g
サラダ油 ≡ 小さじ2
水 ≡ 200ml　味噌 ≡ 小さじ2

作り方

1. 大根、にんじんはいちょう切り、こんにゃくはちぎる。
2. 鍋にサラダ油を熱し、豚肉を色が変わるまで炒める。
3. 1と水を入れ、ふたをして5分煮る。
   火を弱め、味噌を溶き入れ、椀に盛る。

味噌汁の話 ——————————————————— ❸

「意外な味噌の効能」

塩分について

味噌汁の塩分量は1杯1〜1.3g程度で、それほど多くありません。

塩分の取りすぎは高血圧の原因のひとつとも言われますが、味噌に

血圧を下げる働きがあることもわかっています。栄養豊富な味噌汁

を、塩分を気にして控えるのはもったいないこと。

気になる人は、塩分を体外に排出させる海藻類、緑黄色野菜、いも

類を具材に入れましょう。

二日酔いについて

良質なたんぱく質やミネラルが含まれ、肝臓の働きを助けてくれる

味噌は、実は二日酔いの強い味方。

体内で分解しきれなかったアルコールを体外に排出させる働きもあ

るので、ぜひ飲みすぎた翌朝に味噌汁を積極的に食べてみてくだ

さい。二日酔いを効率よく改善してくれます。

抗酸化作用

味噌にはメラノイジンという茶色い色素成分が含まれています。メ

ラノイジンは老化の原因になる活性酸素を抑制。老化や生活習慣

病の防止に役立つ強い抗酸化作用が注目されています。発酵の進

んだ濃い色の味噌ほど、抗酸化作用は高くなります。

第1章

熱を冷ます

にきびなどの炎症を起こしたときや風邪で熱のあるときは熱を冷ますような働きかけをすることが大事です。体を温める作用のある味噌と一緒なら冷えすぎることなく、症状を鎮めてくれます。

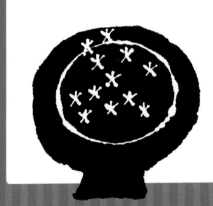

栄養のある豆つきがおすすめです
豆もやし

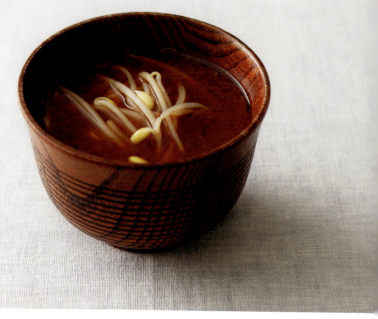

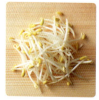

【豆知識】
豆もやしは余分な熱を体の外に逃がしてくれます。ほてりが気になるときや、食べすぎの胃もたれに。

🍚 材料〈1人分〉

豆もやし ≡ 1/3袋
ごま油 ≡ 小さじ2
だし ≡ 150ml　味噌 ≡ 小さじ2

🍴 作り方

1 鍋にごま油を熱し、豆もやしを入れ、炒める。
2 だしを入れ、煮立ったら火を弱め、さっと煮る。
3 味噌を溶き入れ、椀に盛る。

シャキシャキ食感の組み合わせが楽しい

たけのこ

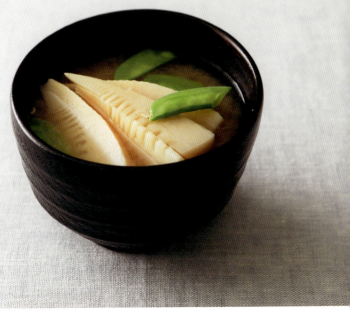

【豆知識】
たけのこで熱を冷まし、絹さやで水分代謝を上げることで、夏のだるさを取る効果が高まります。

● 材料〈1人分〉

たけのこ（水煮）≡ 小½本
絹さや ≡ 2枚
だし ≡ 150ml　味噌 ≡ 小さじ2

● 作り方

1 たけのこはくし形切りにする。
　絹さやは斜め半分に切る。
2 鍋にだし、たけのこを入れ、
　煮立ったら火を弱め、絹さやを入れる。
3 味噌を溶き入れ、椀に盛る。

ほてりを冷ます夏野菜の代表コンビ
なすとトマト

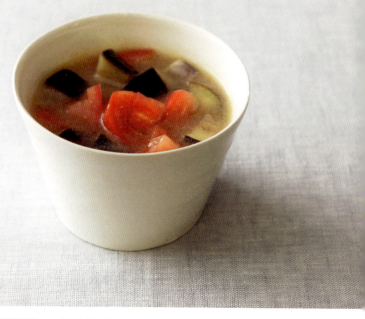

【豆知識】
なすもトマトも体を冷やす効果が。冷やしすぎを防ぎたい場合は、炒めるときににんにくをプラス。

🍴 材料〈1人分〉
なす ≡ 1本
トマト ≡ ½個
オリーブオイル ≡ 小さじ2
だし ≡ 150ml　味噌 ≡ 小さじ2

🍴 作り方
1 なす、トマトは1cm角に切る。
2 鍋にオリーブオイルを熱し、1を入れ、炒める。
3 だしを入れ、煮立てる。
　火を弱め、味噌を溶き入れ、椀に盛る。

ふんわりやさしい味わいです
つぶし冬瓜

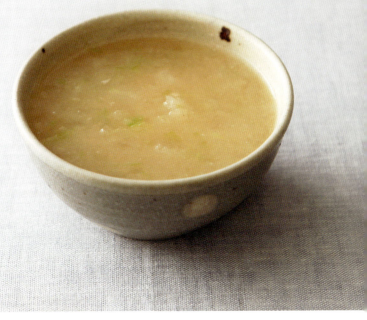

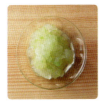

【豆知識】
冬瓜は体の余分な熱を冷ますだけでなく、すぐれた利尿作用も。むくみや二日酔いに効果があります。

● 材料〈1人分〉

冬瓜 ≡ 50g
だし ≡ 150ml　味噌 ≡ 小さじ2

● 作り方

1 冬瓜は皮をむき、種を取って一口大に切る。ラップに包んで、電子レンジで2分加熱する。ペーパータオルなどにラップごと包み、はさんでつぶす。
2 耐熱の器にだしを入れ、味噌を溶き入れ、ラップをかけて電子レンジで2分加熱する。
3 2に1を入れる。

高菜を入れることで奥深い味わいに

そぼろ豆腐と高菜漬け

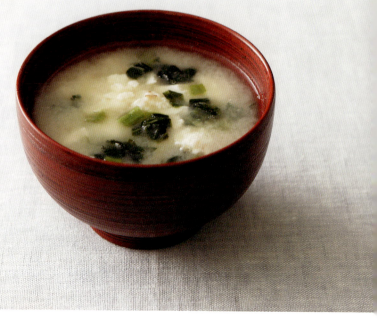

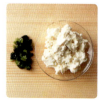

【 豆知識 】
豆腐と高菜の組み合わせはのどが痛いときに。豆腐で体を冷やしすぎないよう、温める高菜で調整。

● 材料〈1人分〉

木綿豆腐 ≡ ¼丁
高菜漬け ≡ 小さじ2
だし ≡ 150ml 味噌 ≡ 小さじ2

● 作り方

1 耐熱の器に豆腐を入れてつぶし、だしを入れ、味噌を溶き入れる。
2 ラップをかけて電子レンジで2分加熱し、高菜をのせる。

そばを食べるときの新しい定番です
そばとのり

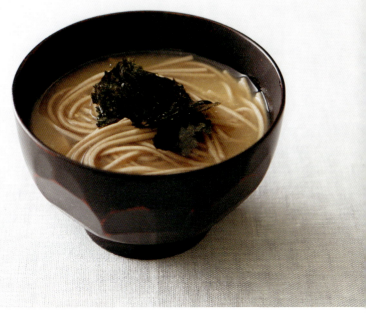

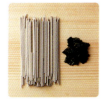

【 豆知識 】
余分な熱を取るそばの作用と、皮膚を保護するのりの作用と、ダブルの力で肌荒れを改善します。

材料〈1人分〉
そば ≡ 50g
もみのり ≡ 適宜
だし ≡ 150ml　味噌 ≡ 小さじ2

作り方
1 そばは半分に折り、表示通りゆで、椀に入れる。
2 鍋にだしを入れ、煮立ったら火を弱め、味噌を溶き入れる。
3 1に2を入れ、のりをのせる。

ほんのりお茶風味で後味さっぱり
緑茶大根

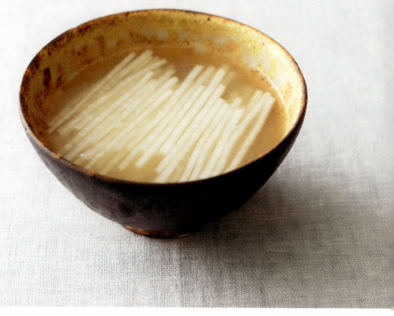

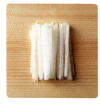

[豆知識]
緑茶はほてったりイライラしているときに。乾燥肌にもおすすめ。大根は生理痛に効果があります。

🍲 材料〈1人分〉

大根 ≡ 2cm
だし ≡ 100ml／緑茶 ≡ 80ml　味噌 ≡ 小さじ2

🍳 作り方

1 大根は細切りにする。
2 鍋にだしと緑茶と1を入れ、煮立ったら火を弱め、ふたをして3分煮る。
3 味噌を溶き入れ、椀に盛る。

食欲のないときにも箸が進みます
レタスとわかめ

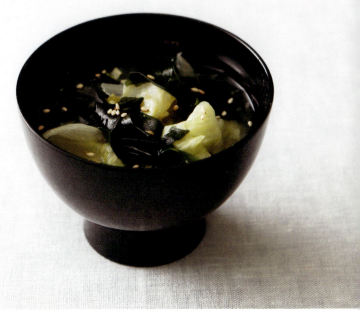

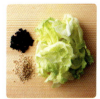

【豆知識】
レタスとわかめは体にこもった熱を取ってくれるので、夏バテのときや顔がほてるときにぴったりです。

材料〈1人分〉
レタス ≡ 2枚
乾燥わかめ ≡ 小さじ1
白ごま ≡ 小さじ1
だし ≡ 150ml　味噌 ≡ 小さじ2

作り方
1. レタスはちぎる。
2. 鍋にだしとわかめを入れ、煮立てる。1を入れて火を弱め、味噌を溶き入れる。
3. 椀に盛り、白ごまをふる。

ヘルシーな煮物の定番を味噌汁にしました
ひじきとにんじん

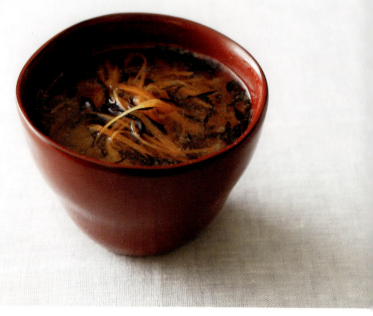

【豆知識】
ひじきには消炎効果が。にんじんも抗酸化作用があり、血流をよくするので、くすみが気になるときに。

● 材料〈1人分〉

芽ひじき ≡ 大さじ1
にんじん ≡ 2㎝
だし ≡ 150ml　味噌 ≡ 小さじ2

● 作り方

1 芽ひじきは茶こしに入れて水洗いする。にんじんはせん切りにする。
2 鍋にだしと1を入れ、煮立ったら火を弱め、1〜2分煮る。
3 味噌を溶き入れ、椀に盛る。

皮はこそげる程度にして風味を残して
ささがきごぼう

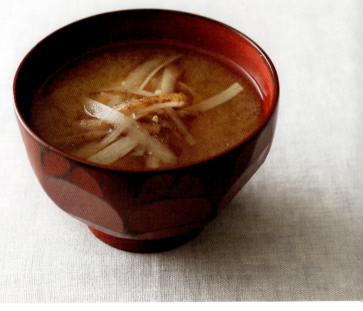

【 豆知識 】
ごぼうは熱をもったにきびに効果があります。食物繊維が豊富なので便秘の予防やデトックスにも。

🍲 材料〈1人分〉

ごぼう ≡ 10cm
だし ≡ 150ml 　味噌 ≡ 小さじ2

🍲 作り方

1 ごぼうはピーラーで薄切りにする。
2 鍋にだしと1を入れ、煮立ったら火を弱め、1〜2分煮る。
3 味噌を溶き入れ、椀に盛る。

ひんやり味噌汁で体をクールダウン
きゅうりの冷や味噌汁

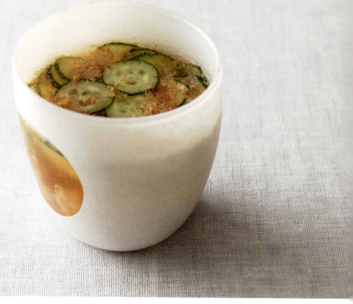

[豆知識]
きゅうりは夏バテや冷房によるむくみに効き、夏におすすめ。かつおぶしがさらに効果を高めてくれます。

材料〈1人分〉
きゅうり ≡ 1/3本
かつおぶし ≡ 1パック
白すりごま ≡ 小さじ1
だし ≡ 150ml　味噌 ≡ 小さじ2

作り方
1　きゅうりは薄切りにする。かつおぶしはもみほぐす。
2　器にだしを入れ、味噌を溶き入れる。
3　1を入れ、白すりごまをふる。

第8章

心に効く

イライラや落ち込みなど、不安定な精神状態の原因は意外にも体のバランスの乱れである場合が多いもの。心も体もほぐしてくれる味噌汁を食べてゆっくりリラックスする時間を作りましょう。

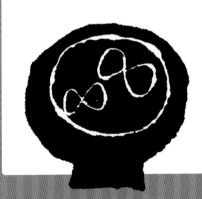

濃厚なだしとバターでこっくり美味しい
あさりバター

赤

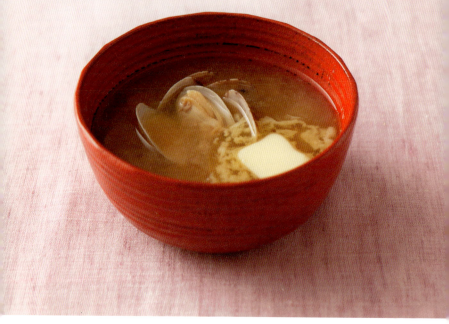

【豆知識】
あさりは精神を安定させ、バターは疲労回復やストレス解消に役立ちます。元気が出ないときに。

材料（1人分）
あさり（砂出ししたもの） ≡ 80g
バター ≡ 10g
水 ≡ 150ml　味噌 ≡ 小さじ2

作り方
1 あさりは殻をこすり洗いして鍋に入れ、水を加えて煮立てる。
2 火を弱め、あさりの口が開いたら味噌を溶き入れる。
3 椀に盛り、バターをのせる。

歯触りを残して仕上げましょう

白菜

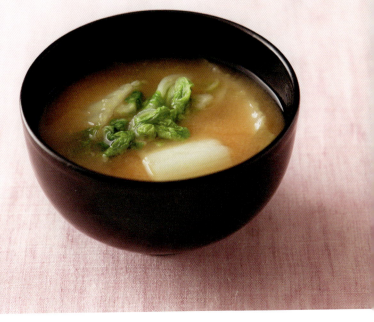

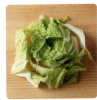

【豆知識】
白菜は不安な気持ちをやわらげてくれます。生理前や更年期でイライラするときに食べましょう。

材料〈1人分〉

白菜 ≡ 小1枚
だし ≡ 150ml　味噌 ≡ 小さじ2

作り方

1. 白菜はざく切りにする。
2. 鍋に1とだしを入れ、煮立ったら火を弱め、1〜2分煮る。
3. 味噌を溶き入れ、椀に盛る。

しじみの旨みが体にしみわたります
しじみと三つ葉

八丁

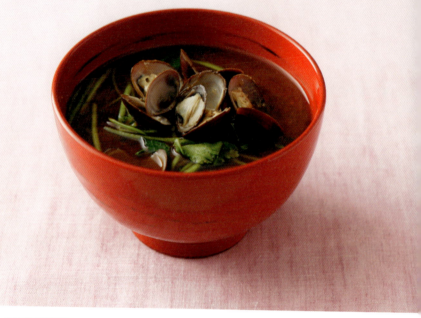

🍴 材料〈1人分〉

しじみ(砂出ししたもの) ≡ 80g
三つ葉 ≡ 2株
水 ≡ 150ml　味噌 ≡ 小さじ2

🍴 作り方

1 しじみは殻をこすり洗いする。
　三つ葉はざく切りにする。
2 鍋に水としじみを入れ、煮立てる。
　火を弱め、しじみの口が開くまで煮る。
3 味噌を溶き入れ、三つ葉を入れ、椀に盛る。

【豆知識】
貝は重ならないようバットなどに入れ、ひたひたの塩水につけ、冷蔵庫に30分程置いて砂出しを。

香りのよいみょうがをのせて
そうめん

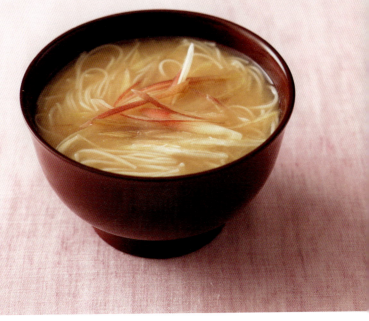

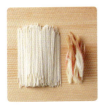

【豆知識】
イライラを改善する玉ねぎや、むくみの改善に効果のあるなすなどを煮込むときにプラスしても。

材料〈1人分〉
そうめん ≡ 50g
みょうが ≡ ½個
だし ≡ 250ml　味噌 ≡ 小さじ2

作り方
1　そうめんは半分に折る。
　　みょうがは薄切りにする。
2　鍋にだしを入れ、煮立ったらそうめんを入れる。
　　再び煮立ったら火を弱め、2分煮る。
3　味噌を溶き入れ、椀に盛り、
　　みょうがの薄切りをのせる。

カロリーひかえめで繊維質たっぷり
ひじき

昆布　合わせ

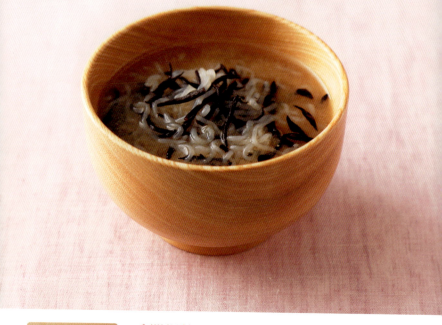

【豆知識】
ひじきは心を落ち着かせてくれます。ひじきもしらたきも食物繊維が豊富なので、腸内がスッキリ。

材料〈1人分〉
芽ひじき ≡ 小さじ2
しらたき（アク抜き済み）≡ 50g
だし ≡ 150ml　味噌 ≡ 小さじ2

作り方
1. 芽ひじきは茶こしに入れ水洗いする。しらたきは食べやすく切る。
2. 鍋にだしと1を入れ、煮立ったら火を弱め、1〜2分煮る。
3. 味噌を溶き入れ、椀に盛る。

さっと火を通すと新しい美味しさ
クレソン

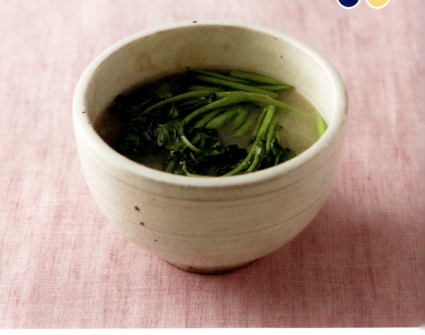

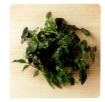

【 豆知識 】
クレソンは気を巡らせ、心の不調をやわらげてくれる食材。目の疲れを改善する作用もあります。

材料〈1人分〉

クレソン ≡ 1/2束
だし ≡ 150ml　味噌 ≡ 小さじ2

作り方

1 クレソンは長ければ食べやすい大きさに切る。
2 鍋にだしを入れ、煮立ったら1を入れる。
3 火を弱め、味噌を溶き入れ、椀に盛る。

まるでシチューのようにクリーミーに

ほうれん草とヨーグルト

昆布　赤

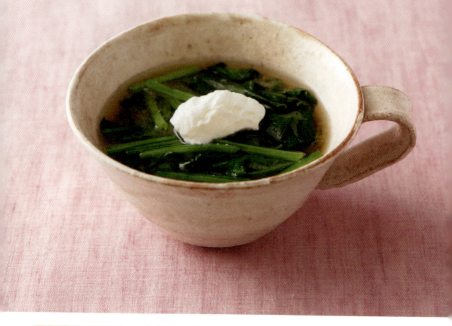

【 豆知識 】
ほうれん草は気力、体力を補い、気持ちをリラックスさせます。ヨーグルトはイライラ防止に。

● 材料〈1人分〉

ほうれん草 ≡ 2株
ヨーグルト（好みで水をきる）≡ 小さじ2
だし ≡ 150ml　味噌 ≡ 小さじ2

● 作り方

1. ほうれん草はざく切りにする。
2. 鍋にだしを入れ、煮立てる。1を入れて火を弱める。再度煮立ったら味噌を溶き入れる。
3. 椀に盛り、ヨーグルトをのせる。

ハムからだしが出て、旨みたっぷり

チンゲンサイとハム

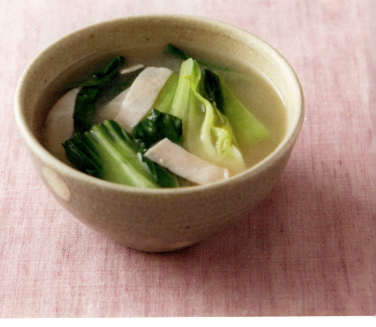

材料〈1人分〉

チンゲンサイ ≡ ½株
ハム ≡ 1枚
だし ≡ 150ml　味噌 ≡ 小さじ2

作り方

1. チンゲンサイの葉は食べやすい大きさに、茎は3等分に切る。ハムは短冊切りにする。
2. 鍋にだしと茎とハムを入れ、煮立てる。火を弱め、葉を加え、2分煮る。
3. 味噌を溶き入れ、椀に盛る。

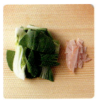

【豆知識】
チンゲンサイは心の不安を解消して、安眠に導いてくれます。不眠気味のときにおすすめです。

オイスターソースの甘さがきわ立つ
オイスターとピーマン

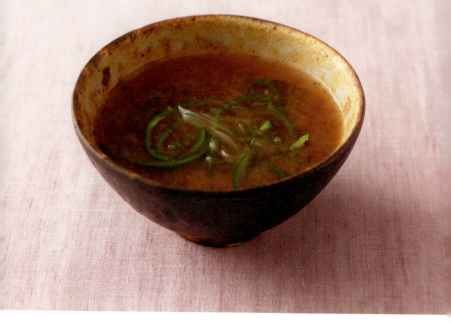

【 豆知識 】
オイスターソースはエネルギーを補い、憂うつな気分を防ぎます。ピーマンにはリフレッシュ効果が。

🍴 材料〈1人分〉
春雨 ≡ 10g
ピーマン ≡ 1/2個
だし ≡ 180ml　味噌、オイスターソース ≡ 各小さじ1

🍴 作り方
1. 春雨ははさみで食べやすい長さに切る。ピーマンは細切りにする。
2. 鍋にだしと春雨を入れ、煮立ったら火を弱め、5分煮る。
3. ピーマンを入れてさっと煮て、オイスターソースと味噌を溶き入れ、椀に盛る。

旨みがひっつみにぎゅっと凝縮されました
ひっつみとにら

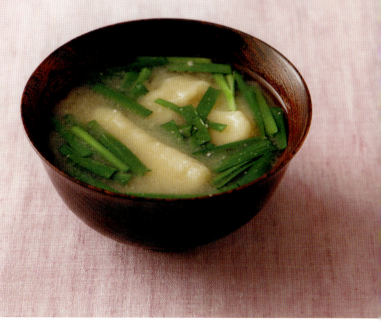

【 豆知識 】

小麦粉は心身に力を与え、心を落ち着かせてくれます。疲労回復に役立つにらと合わせ、元気を補って。

材料〈1人分〉

にら ≡ 2本
A │ 小麦粉 ≡ 大さじ2
　│ 豆腐 ≡ 25g
だし ≡ 180ml　味噌 ≡ 小さじ2

作り方

1　ポリ袋にAを入れ、もみ混ぜる。
　　にらは3㎝長さに切る。
2　鍋にだしを入れ、煮立ったら火を弱め、
　　1の生地を一口大にひっぱってちぎり入れる。
3　ひっつみが浮いてきたら、にらを加えて
　　味噌を溶き入れ、椀に盛る。

味噌汁の話 ——————————————— ❹

「味噌汁の歴史」

味噌の始まり

味噌のルーツは、古代中国から飛鳥時代に伝わった発酵の技術が日本独自の形で発展したという説と、縄文時代にどんぐりなどから作っていた発酵食品が元となったという説のふたつがあります。

奈良時代や平安時代には寺院や貴族の間で食べられるようになりましたが、まだ庶民には手の届かない高級品だったそうです。

鎌倉時代に味噌汁が誕生

味噌が味噌汁に使われるようになったのは鎌倉時代。「一汁一菜」という武士の食事習慣が広まり、味噌汁を食べる習慣が定着していきました。戦国時代には武士の重要な栄養源で、各地の大名の間では自家醸造も流行したようです。

江戸時代には庶民の必需品に

江戸時代には庶民にとって味噌はなくてはならない存在に。人口の多い江戸では生産が間に合わず、仙台や三河など、各地の味噌が江戸に集まるようになりました。

戦時中は味噌の製造が禁止になった時期もありましたが、今ではその栄養素に注目が集まり、海外でも人気が出てきています。

お役立ちコラム

味噌玉

「おくすり味噌汁をもっと手軽に食べたい!」という人におすすめなのが、具材、味噌、かつおぶしを合わせてラップに包んだ味噌玉です。保存、持ち運びができ、カップと熱湯があれば、外出先でも味噌汁を楽しめます。

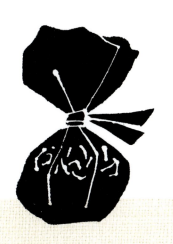

味噌玉の作り方

すべての具材をラップでまとめるだけのお手軽レシピ。
アレンジ自在なので、お好みの組み合わせを試してみて。

材料〈1個分〉

好みの味噌 ≡ 小さじ2
かつおぶし ≡ 2つまみ（3g程度）
好みの具材 ≡ 適量

※具材は水けの少ないものがむいています。
　根菜などかたいものはなるべく薄く切りましょう。
※具材を電子レンジで加熱した場合は粗熱が取れてから作りましょう。

作り方

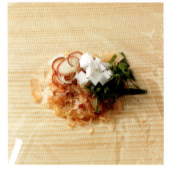

1 ラップに味噌を広げ、かつおぶしと具材をのせる。

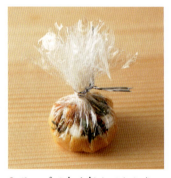

2 ラップで丸く包んでねじり、ビニタイや輪ゴムでとめる。

食べるときは…

味噌玉のラップをはずして椀に入れ、
熱湯150〜180mlをそそぎ、よくかき混ぜる。

保存期間の目安：冷蔵で約4日／冷凍で約1か月
持ち運び時間の目安：約6時間

〈 体を温める 〉

味噌玉_01

かぶの歯ごたえがシャッキリ
しょうが＋かぶ

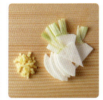

 材料と作り方〈1個分〉

しょうがのみじん切り小さじ1と
葉つきのまま1㎜幅の薄切りにしたかぶ¼個を
味噌玉にする。

味噌玉_02

ちょっとエスニックな味わい
香菜＋ちくわ

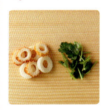

 材料と作り方〈1個分〉

ざく切りにした香菜3本と
輪切りにしたちくわ½本を味噌玉にする。

味噌玉_03

薬味野菜のさわやかな香り
ねぎ＋みょうが＋大葉

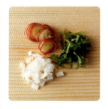

材料と作り方〈1個分〉

粗くみじん切りにした長ねぎ3㎝、
輪切りにしたみょうが½個、
せん切りにした大葉1枚を味噌玉にする。

117

〈 エネルギーを補う 〉

味噌玉_04
卵を割ればまろやかに
うずらの卵＋貝割れ大根

材料と作り方〈1個分〉

ざく切りにした貝割れ大根大さじ1、
うずらの卵（水煮）2個を味噌玉にする。

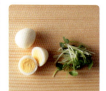

味噌玉_05
食べごたえのある味噌汁
ツナ缶＋キャベツ

材料と作り方〈1個分〉

ちぎったキャベツ1/4枚は、
ラップに包んで電子レンジで20秒加熱する。
汁けをきったツナ大さじ1と合わせて
味噌玉にする。

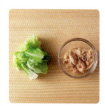

味噌玉_06
ふたつの魚のだしで濃厚に
しらす＋三つ葉

材料と作り方〈1個分〉

ざく切りにした三つ葉大さじ2と
しらす大さじ1を味噌玉にする。

〈巡りをよくする〉

味噌玉_07
やさしい甘さでほっとする味
さきいか＋にんじん

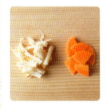

🟢 **材料と作り方〈1個分〉**

1㎜幅のいちょう切りにしたにんじん10gとはさみで2㎝長さに切ったさきいか5gを味噌玉にする。

味噌玉_08
ごはんのおともを味噌汁に
鮭フレーク＋水菜

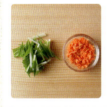

🟢 **材料と作り方〈1個分〉**

鮭フレーク大さじ1と
2㎝長さに切った水菜3本を
味噌玉にする。

味噌玉_09
まるで洋風スープのような味
ミックスナッツ＋パセリ

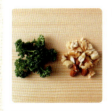

🟢 **材料と作り方〈1個分〉**

ざく切りにしたミックスナッツ大さじ1と
つまんだパセリの葉先大さじ2を味噌玉にする。

〈 デトックス 〉

{ 味噌玉_10
パプリカが驚きの甘さ
桜えび＋黄パプリカ

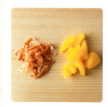

● 材料と作り方〈1個分〉
1cm角に切ったパプリカ(黄)⅛個は、
ラップに包んで電子レンジで20秒加熱する。
桜えび大さじ1と合わせて味噌玉にする。

{ 味噌玉_11
キムチを入れればたちまち韓国風
乾燥わかめ＋キムチ

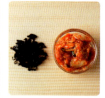

● 材料と作り方〈1個分〉
乾燥わかめ小さじ1と
キムチ大さじ2を味噌玉にする。
※食べるときは熱湯180mlがおすすめです。

{ 味噌玉_12
梅の酸味がいいアクセントに
とろろこぶ＋梅肉

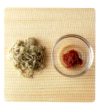

● 材料と作り方〈1個分〉
とろろこぶ大さじ1と
梅肉小さじ½を味噌玉にする。
※食べるときは熱湯180mlがおすすめです。

〈 消化を助ける 〉

味噌玉_13
ピリ辛風味で食欲をそそる
玉ねぎ＋豆板醤

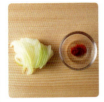

🍲 材料と作り方〈1個分〉

薄切りにした玉ねぎ10gは、
ラップに包んで電子レンジで30秒加熱する。
豆板醤小さじ¼と合わせた味噌で味噌玉にする。

味噌玉_14
ほくほくのいもを味噌玉に
さつまいも＋小ねぎ

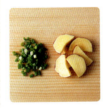

🍲 材料と作り方〈1個分〉

3mm厚さの半月切りにしたさつまいも20gは
濡らしたペーパータオルに包み、
ラップに包んで電子レンジで2分加熱する。
小口切りにした小ねぎ小さじ1と合わせて
味噌玉にする。

味噌玉_15
ピーラー大根の食感にやみつき
大根＋ハム

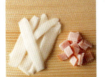

🍲 材料と作り方〈1個分〉

ピーラーで薄切りにした大根10gと
1cm角に切ったハム1枚を味噌玉にする。

〈体をうるおす〉

味噌玉_16
ピーナッツ＋ベーコン
香ばしいナッツの風味が絶品

🥣 材料と作り方〈1個分〉

ざく切りにしたピーナッツ大さじ1と
1cm幅に切ったベーコン½枚を味噌玉にする。

味噌玉_17
クレソン＋天かす
香り高くコクのある味噌汁

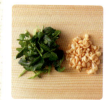

🥣 材料と作り方〈1個分〉

ざく切りにしたクレソン1本と
天かす大さじ1を味噌玉にする。

味噌玉_18
プロセスチーズ＋アスパラガス
お湯でチーズをとろっとさせて

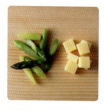

🥣 材料と作り方〈1個分〉

斜め切りにしたグリーンアスパラガス1本は、
ラップに包んで電子レンジで20秒加熱する。
角切りにしたプロセスチーズ1個と合わせて
味噌玉にする。

〈 熱を冷ます 〉

味噌玉_19
乾物は時間をおくことで柔らかに
油揚げ＋切り干し大根

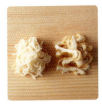

🍵 材料と作り方〈1個分〉

切り干し大根5gはさっと水洗いし、
5分程水につけ、水けをしぼる。
細切りにした油揚げ2㎝と合わせて
味噌玉にする。

味噌玉_20
きのこはお好みのものでも
麩＋しめじ

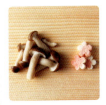

🍵 材料と作り方〈1個分〉

石づきを取り、ほぐしたしめじ1/4パックは、
ラップに包んで電子レンジで20秒加熱する。
麩3個と合わせて味噌玉にする。

味噌玉_21
ダブルの旨みが溶け出す
マッシュルーム＋ミニトマト

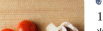

🍵 材料と作り方〈1個分〉

1㎜幅の薄切りにしたマッシュルーム2個と、
半分に切ったミニトマト2個を味噌玉にする。

〈 心に効く 〉

{ 味噌玉_22
セロリの香りでリラックス
しらす+セロリの葉

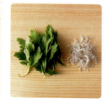

🥢 材料と作り方〈1個分〉

しらす大さじ1とざく切りにしたセロリの葉3枚を味噌玉にする。

{ 味噌玉_23
プチプチとしたごまの食感が楽しい
ほうれん草+白ごま

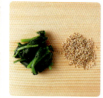

🥢 材料と作り方〈1個分〉

3cm長さに切ったほうれん草1株は、ラップに包んで電子レンジで20秒加熱し、水けをしぼる。白ごま小さじ1と合わせて味噌玉にする。

{ 味噌玉_24
ごま油効果でコクが出る
白菜+ごま油

🥢 材料と作り方〈1個分〉

細切りにした白菜の葉先1枚とごま油小さじ1と混ぜ合わせた味噌で味噌玉にする。

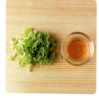

味噌汁に役立つ！
冷凍の小ワザ集

味噌汁の具材は冷凍しておけば、食べたいときにすぐに作れて、
さらにお手軽に。ぜひ、時間のあるときに作り置きしてみてください。

小ワザ ①

少量ずつ使う薬味は切って冷凍

小口切りのねぎやすりおろししょうがは冷凍
用保存袋に入れて保存ができます。1回分
ずつラップに包むか、薄く平らに広げて入れ
ておけば、適量ずつポキポキ折って凍ったま
ま味噌汁に入れることができます。

小ワザ ②

野菜は下ゆでしてから冷凍がおすすめ

青菜類は下ゆでして水けをよくしぼり、食べ
やすい大きさにカット。1回分ずつラップに
包み、冷凍用保存袋に入れて冷凍します。
ブロッコリーやカリフラワー、にんじんなど
も同様に切ってからゆでれば冷凍できます。

小ワザ ③

肉や魚介類も味噌汁用に冷凍

切り身魚は1切れずつ、肉も1回分ずつラッ
プにくるみ、冷凍用保存袋に。貝は砂出し
をしたら、そのまま冷凍用保存袋に入れて
冷凍しておくと、すぐ使えて便利です。

おわりに

定番の具材から、普段は味噌汁に
入れないような変わり種の食材まで
いろいろなものを使った
「おくすり味噌汁」を紹介しました。

だし取りから完成まで、手軽に作れて、
たくさんの食材を一椀でいただける
味噌汁の力を借りれば、
栄養を体に取り入れるのは案外簡単なことです。

忙しい現代社会では、病院に行くほどでなくても、
体の不調を感じている「未病」の人が数多くいます。
味噌汁を作って食べることは、
誰でも、時間のない日々の中でも、家で無理なくできる
最適なセルフケアと言えるでしょう。

この本をきっかけに、「おくすり味噌汁」を
ぜひ毎日の習慣にしてみてください。
続けていけば、体の中から
変わっていくのが感じられるはずです。

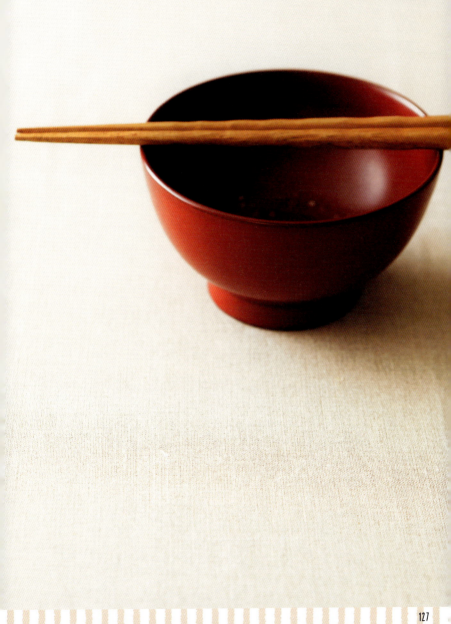

撮影	澤木央子
装丁	塙 美奈（ME&MIRACO）
編集協力	斎木佳央里
料理補助	高階絹代、平岩紗千代
絵	コーチはじめ
校正	玄冬書林
編集	森 摩耶、安田 遥（ワニブックス）

参考文献

『医心方 ─ 食養篇』丹波康頼 著・槙佐知子 訳（筑摩書房）／『お味噌のことが丸ごとわかる本』東京生活編集部 編（枻出版社）／『現代の食卓に生かす「食物性味表」─ 薬膳ハンドブック』仙頭正四郎・日本中医食養学会 著（日本中医食養学会）／『味噌・醤油入門』山本泰・田中秀夫 著（日本食糧新聞社）／『味噌力』渡邊敦光 著（かんき出版）／『薬膳素材辞典 ─ 健康に役立つ食薬の知識』辰巳洋 編（源草社）

おくすり味噌汁 114

著者 大友育美

2015年 2 月20日 初版発行
2015年10月10日 3 版発行

発行者 横内正昭
編集人 青柳有紀
発行所 株式会社ワニブックス
〒150-8482 東京都渋谷区恵比寿4-4-9 えびす大黒ビル
電話 03-5449-2711（代表）
03-5449-2716（編集部）
ワニブックスHP http://www.wani.co.jp/

印刷所 株式会社 美松堂
DTP 株式会社 三協美術
製本所 ナショナル製本

定価はカバーに表示してあります。
落丁本・乱丁本は小社管理部宛にお送りください。送料は小社負担にてお取替えいたします。
ただし、古書店等で購入したものに関してはお取替えできません。
本書の一部、または全部を無断で複写・複製・転載・公衆送信することは
法律で認められた範囲を除いて禁じられています。

© 大友育美2015 ISBN 978-4-8470-9312-8